Smile42

合理的斷食

大自然的萬能解藥

Rational Fasting: A Scientific Method of
Fasting Your Way to Health

阿諾・埃雷特Arnold Ehret／著
鄧捷文／譯

Smile 健康 42 合理的斷食：大自然的萬能解藥

原著書名	Rational Fasting
作　　者	阿諾‧埃雷特（Arnold Ehret）
內頁構成	李緹瀅
封面設計	洪政扶
特約編輯	王舒儀
主　　編	高煜婷
總 編 輯	林許文二

出　　版	柿子文化事業有限公司
地　　址	11677臺北市羅斯福路五段158號2樓
業務專線	（02）89314903#15
讀者專線	（02）89314903#9
傳　　真	（02）29319207
郵撥帳號	19822651柿子文化事業有限公司
投稿信箱	editor@persimmonbooks.com.tw
服務信箱	service@persimmonbooks.com.tw

業務行政	鄭淑娟、唐家予

初版一刷	2017年01月
二刷	2017年01月
定　　價	新臺幣300元
I S B N	978-986-93724-2-8

國家圖書館出版品預行編目(CIP)資料

合理的斷食 / 阿諾.埃雷特(Arnold Ehret)著. -- 一版. -- 臺北
市 : 柿子文化, 2017.01
　　面；　公分. -- (健康smile ; 42)
譯自 : Rational Fasting

ISBN 978-986-93724-2-8(平裝)
1.斷食療法

418.918　　　　　　　　　　　　　　　105019610

免責聲明

　　當有任何症狀發展至嚴重階段，或是任何可能代表嚴重症狀之不確定性發生的時候，應即刻尋求合格治療師的專業諮詢。本書非用於以任何方式推銷任何書中所引述之產品。

Contents

Contents

　　我們是否已經向上天預約好，並獲得恩准踏上重回伊甸園之旅？每個人家中的院子裡，是否都有座青春之泉正汩汩而出？我們該不該捨棄會噴發的汽水，改取未發酵葡萄中那井然不紊的水源？我們是否應從空氣中汲取足夠個人所需的氮？牛山濯濯的頭頂能否告別貧瘠，重新受繁茂的青春所滋養？

　　阿諾・埃雷特教授是著名的歐洲學者，他將晚年時光花在南加州不斷擴張的政商名流居地，為上述問題找到肯定的解答。

青春健康的祕密

　　埃雷特教授推翻了以往對於健康的種種陳舊迷信，並用了超過四分之一世紀的時間沉思與實驗，他發現慣於誇耀吹噓的白人種族，不過是群呈現「屍體色澤」的生物。許多常規醫學權威都表示，我們很快就會成為沒有牙

齒的種族，而埃雷特教授同意如此觀點，並預見了這條軌道上最終將迎來「無西方人種」的結局。除非……

　　教授並不懷抱著烏托邦的美夢，而是打造了飲食療法與健康的改革計畫，這是菁英醫師們在探索靈丹妙藥的繁複迷途時，未曾透露卻又蔚為健康基石的改革之道。這位專家的方法有個獨門特點──他的實驗一直都建立在自己身上，他在瑞士經營一家大型療養院長達十五年，而在歐洲各大城市授課與看診的期間，加上來自美國與歐洲數以千計的諮詢郵件，以及到亞洲與非洲研習的過程中，教授都不斷觀察著他長期實踐自身理論所帶來的結果。

　　然而，一切實驗在患者身上嘗試之前，都是先由他自己親身體驗。「醫生，先治好你自己吧！」這句話並未使這位療養院的魔法師感到煩擾，因為他在德國巴登的大學以教授頭銜進行研究時，得了當時被認為「無藥可醫」的腎炎（Bright's disease，又稱布萊特氏病），而他重拾健康（這裡指的是現代西方文明社會中所能達到的最完善健康狀態）以及找尋生命課題、自由與追尋健康基本法則的過程，成為了畢生的代表之作。

　　「黏液」是問題的主因，這同時也是西方文明所無知之處。讓患者實行不含黏液的飲食，並妥善搭配斷食

法，符合了基本法則（此法則受各知名大學生理學家與營養師所認同）。埃雷特教授所發展的療癒系統就像一把魔杖，使原本將成為「無齒種族」的人類得以留存於世，也使西方文明的生命得以延續。

許多醫療學院一致認同，無論症狀為何，疾病就是由影響健康的外來物質所造成。所以，自然療法就是將致病物質排除並從源頭根絕的療法，這至少是許多醫療專家的論點；也正是此種概念，讓埃雷特成了同儕中鶴立雞群的魔法師。

我是在好幾年前初次接觸阿諾・埃雷特教授，當時他有篇重要論文的譯本出現在我的書桌上，立刻讓我澎湃了起來，當他來到洛杉磯時，我更是迫不及待想認識他。之後，我有幸坐在他的課堂上、與他有了長期互動，也獲得他對於我飲食習慣的專業建言，更榮幸能經由體驗他所發現的健康守則，獲得讓我滿意的成果。

有如此豐富的資源，我應該試著利用他所說過的話，抑或是以改述的方式，寫下此人的故事以及他在醫療領域所創下的卓越貢獻。而於此，我僅能試著簡單地闡述概略綱要，因為「無黏液飲食療癒系統」的研究細節實在不是簡短的三言兩語所能道盡。

黏液——疾病的共同成因

有個共識至少存在部分無藥療法醫師與大部分醫藥同行中，即疾病的基本成因是外來物質進入體內所致，但此共識並未使人們對此種侵入性影響的根源產生基本認識。此物質（於此闡述埃雷特教授的觀點）就是：**在錯誤且過量的進食中未經消化、未經排除且腐敗的食物元素。**

故，健康之謎的主因正是飲食習慣，這點最重要、最合理且再清楚不過了，而其中亦關乎經妥善採取的斷食法——尤其當過量進食是患者疾病的主因時更為關鍵。這種方法在人體中的運作正如對於動物一樣，都是與生俱來的自我療癒。

這整套系統奠基於埃雷特著名的黏液理論，現在已成了驗證過的事實，並明確解釋了以往五十七種疾病之謎，當中包括了流行性感冒、糙皮病……等等。致病物質就是僅經部分消化且腐敗的物質，大多呈現半液體狀，而此種狀態就是普遍認知的黏液。這其實很容易就能證實並表現出來，雜食性（蔬菜與肉類都吃）或是只吃澱粉蔬菜飲食法的人們，體內或多或少都有黏液阻塞現象，而且無論生病與否都一樣。

各種疾病的這種基本成因都是從小時候、甚至更早之前就開始發生，也就是開始將肉品、動物製品（脂肪）與澱粉類食品吃下肚的時候。長久以來，眾多學者與科學家都認為這類食物不適合人類食用，因為它們大部分都無法完全消化，而會與胃液反應，成為腐敗與發酵的黏液，並產生氣體、酸性物質與多種毒素；而這種黏液的質地黏稠膠著，會阻塞循環系統，所以身體需要某種衝擊，例如以「感冒」方式來啟動將部分黏液排除的作用。

　　若訴諸於物理治療，僅能排除一部分黏液，因為人們並未徹底停止過量食用易形成黏液的食物。此論點相當合理、自然又不證自明，所以，想要透過物理治療徹底痊癒，就必須中止會導致疾病產生的飲食方式。斷食與減少食量是抑制過量進食的唯一方法，此外還得以不會形成黏液的食物取代易形成黏液並造成疾病的食物。

無黏液飲食療癒法

　　埃雷特教授並未創造斷食法，或利用水果與綠色蔬菜來改善飲食——這已是公眾熟知的要素。但當黏液理論

經驗證無誤，並解釋了各種疾病的基本成因後，他確實將這些方法綜合成系統療法，開創一套可達成最佳效果的全新飲食法——「無黏液飲食療癒法」。

無論是斷食或水果飲食法，都必須依照患者狀況嚴格實行；而在結合成「系統化清潔作用」後，也確實帶來顯著且令人滿意的成果。

在此必須強調，以治療為目的或以滋養為目的的飲食法，兩者最大的差異為何。水果是人類最理想也最天然的飲食——這是就滋養目的而言，但無黏液飲食卻是用於治療的飲食法，其中包含了生的與熟的水果、澱粉和綠色蔬菜，以及含少量黏液的特製穀類食材。

不需要普通的診斷，疾病叫什麼名字也不重要，黏液所造成的問題與毒素的活性才是首要重點，接著是個人所具有的問題影響生命力的程度大小。患者有無勞動能力、是否願意進行勞動，都會決定進行排除作用的速度能有多快，此外還必須判斷虛弱程度與不適感的程度。此療法是所有記載中**唯一能調節並控制速度的療法**！

肌肉與神經系統的運作會因黏液的毒素而降低，而要判斷這些症狀如何在個案中影響器官機能並危害生命力，就得靠診斷了。

「只有血液會受影響、變得汙濁並充滿黏液與毒素」是錯誤的觀念，全身上下最深層的組織中都會累積這些毒素，而且累積量遠比組織的承受度高得多。透過無黏液飲食開始緩解並減少毒素時，切勿太過急促，否則會阻塞排泄系統，並傷害已變得虛弱的生命能量，導致嚴重的症狀──未妥善進行的排除作用甚至可能導致死亡。這點相當重要，也解釋了為何長期斷食與未妥善進行的斷食法，以及太過劇烈的水果療法通常會以失敗收場。

埃雷特的診斷方式是他基於上述知識，再加上患者的整體表徵而得來，重點在於將體內累積的黏液溶解時，患者能承受多快的治療進程，並對飲食的轉變提出建議，使患者從原本攝取易形成黏液食物的飲食型態中，逐步轉變至無黏液飲食型態。當體內大部分的黏液「存量」溶解排出後，便建議可開始實行嚴格的無黏液飲食，必要時也可結合長期或短期斷食法，端看個人的狀況而定。

此療法特別著重於腸道運動，因為腸子是排除廢物的主要器官。療法前後可暫時使用些許人為手段進行清潔，但無黏液飲食才是唯一最完全且完美的清潔手段，藉以溶解乾燥黏著於腸道與結腸內壁的黏液──該飲食還可提供血液適當成分，以溶解累積在消化道中阻礙蠕動的黏

液。這是治療便祕的最佳療法，沒有其他飲食法或任何通便劑能達到如此療效。

　　無黏液飲食的成效能提供血液最佳的養分元素及溶劑，再者，無澱粉的葉菜類不僅可提供適當的礦物鹽，更是許多稀少但重要維生素的寶庫，也含有「水溶性與脂溶性」養分跟一大堆五花八門的營養；此外，蔬菜纖維就像掃把一樣，能幫忙清掃消化道。

　　無黏液飲食的營養價值是任何其他食材所不及的，由食材分析標準表中所正確解析的資料，都在在顯示出這樣的結果；德國與全歐洲大約都在同一期間發現了此種飲食法的治療性與營養價值。

黏液對身體的影響

　　埃雷特教授在經過長時間的經驗、檢驗與實驗中開創了這套療法，他發現活力與生命能量的來源是碳水化合物中的葡萄糖，而非眾人以為的蛋白質，此即為他所建立嶄新生理學的基礎。

　　他在一九〇九年為歐洲的健康雜誌寫了篇文章譴責

新陳代謝理論，並於一九一二年得知，洛杉磯的湯瑪斯·鮑威爾醫學博士（Thomas Powell）也有過同樣的發現，且利用他所謂含「組織碳」的食物成就了絕佳的療法——這類食材能在消化過程中發展為葡萄糖。

人類正努力對抗人體機器中過多的摩擦與衝突。人體內各處都隱藏了長達數百公里且細小到幾乎看不見的管路，血液循環在管路裡頭流動，就像是抽水馬達中的水一樣，若血流中含有來自錯誤飲食中的黏稠黏液，人體機器就必須在持續產生摩擦的環境中運作，就如同汽車踩了剎車會慢下來一樣。這解釋了長久以來關於人體虛弱、高血壓、發高燒與發炎現象的謎團。而在無黏液飲食法的療程中，同樣的摩擦衝突雖然仍會發生——因為黏液正被溶解並帶入血液中，但只會週期性地發生，因為血液無法一次運走所有積存已久的黏液。

坊間斷食法為何失敗收場？

許多人漫無原則地使用最新的斷食法與水果飲食法，難怪大部分都以失敗收場。無黏液飲食療癒法經過埃

雷特教授與歐洲及西方推崇者們（埃雷特追隨者）數以千計的徹底試驗；值得一提的是，它曾被用以提供數千名患者們療程建議，這些患者大多都曾被宣告為「無法治療」，病症包括癱瘓、癲癇、失明、糖尿病與結核病等。

這套新療法的創始人說：「讓我吸收知識並從中畢業的學院，當時正在治療我本身的腎炎（布萊特氏病），而我不只身體完全康復，就連心靈也得以從憂鬱症與錯誤飲食的積習所造成的障礙中解脫，最後重獲新生，也找到了疾病最根本的預防方法。」

二十年前（初版是在一九一四年），埃雷特為了挽救自己的生命，在多年間嘗試了各種藥物與無藥物療法，後者確實使他舒緩許多，卻讓他之後更為頹喪，因為無藥物療法終究無法使他痊癒。直到將斷食法與蔬菜水果結合，並視其為對自己負責的表現後，他才真正痊癒。此後，在他治癒的數千名案例中，他發現必須教育眾人：**所謂治療，其實是靠自然的自癒過程，並輔以最佳的協助而達成。**

針對不同個案，療法必須量身打造，治療師一定要對各項細節具有實際的知識，並以自身表現出完善療法的實際成果。此種療法能完美結合各種身體與心理治療，並使這些治療具有更快也更令人滿意的成果。

埃雷特教授曾在書中寫到關於結核病的內容：

「我也藉此揭露了肺癆的最終祕密。如果說受結核病所苦的患者所排出如此大量的黏液，都是由肺部本身所產生的，有人相信嗎？正由於患者幾乎是強迫身體靠『黏液』（粥類、乳類、肥肉）為食，才導致黏液不斷產生，直到肺部本身都衰敗了，緊接著『細菌』降臨，帶來無可避免的死亡。

我們輕易破解了細菌之謎：血管逐漸阻塞的話，會導致這些黏液與『煮熟屍體』的殘餘發酵與腐爛。這些東西在活體內都會腐敗（造成膿瘡、癌症、結核病、梅毒與狼瘡等）。如今，大家都知道肉類、乳酪與各種有機物質會在腐敗過程中使細菌得以成長，也因此，這些微生物只有在病程晚期才會出現並產生檢測反應。

然而，**細菌並不是病因，而是疾病的產物**，而疾病又經過腐敗作用而加劇，例如肺裡的腐敗作用等會由於細菌的分泌物、毒素與毒化作用，而加速了疾病的惡化。倘若細菌真的是由外部而來，造成來自外部的『感染』，原因就在黏液促進了細菌的活性，提供了沃土，『引狼入室』。」

埃雷特教授曾經在長達十四個月的期間之內，共有

一百二十六天未曾進食，其中有一次甚至連續長達四十九天。此番斷食行為（以科學觀察為目的的世界紀錄）是在經過無黏液飲食長期調養身體器官後才著手實施。身為斷食者的埃雷特說：

「我甚至主張，如果有人能夠遵循無黏液飲食法生活，一定得以體驗絕對的健康、美麗與強壯體魄，而且不受痛苦與悲傷所侵擾──正如聖經的教誨所說。聖徒所謂的奇蹟，都是起源自苦修行為，而今無從體現的原因在於，縱使人們勤勞地禱告，卻沒人遵循齋戒斷食的生活。我們不再有奇蹟降臨，是因為如今已經不再有聖徒，不再有人藉由苦修與斷食而獲得神恩療癒。聖徒是自我閃耀的，而若以當代用語表達，則或為中庸內斂，或為照耀他人。

我想表達的是，我親身體驗過可由雙眼見證的生命電流，但這都靠外在與內在的太陽能量來成就（日光浴，以及『陽光廚房』所帶來的食物──水果）。

在今日，透過寫書、授業與禱告的方式表現我是多麼特立獨行，要闡述這點並不困難，但我想說的是，意志與理解才是重點所在。」

在對肉類與酒類宣戰的同時，埃雷特教授體認到，

節制地食用肉類或酒類，甚至兩者皆食，都遠比暴飲暴食的素食人士好得多——要有效獲取最佳健康狀態，就要盡可能吃得少。

　　嘗試一般斷食法的大多數人都會失敗，是因為忽略了這個事實：在開始無黏液飲食後，老舊的黏液會被迫變本加厲地分泌出來，一直到人體已經絕對清潔及健康為止。所以，即使看起來最健康的人，剛開始也會經歷病痛症狀（清潔過程），或是必須熬過生病的過渡時期，才能夠邁向更高的健康水準。

遠離黏液永保青春

　　老化就像潛在疾病，雖然緩慢，卻會持續地對生命這部馬達的運轉施加阻礙。根據最理想的法則，若只讓肺部與皮膚接觸最純淨的空氣與陽光，只讓胃腸接受充滿陽光又最容易消化的食物（水果），人體內的管路系統就沒理由走上產生毛病、虛弱、老化以至於完全崩潰的路。人體不會吸收任何一顆未於植物內成為有機礦物質的礦物質原子，水果的葡萄糖與營養鹽，以及綠色葉菜類無澱粉蔬

菜的鹽類，是健壯肌肉的正確養分來源，身體藉由這些肌肉將疾病排除並維持健康。

正常而言，擁有完善健康的人呼氣時會呼出芬芳氣味，汗味或口臭代表體內存在腐敗物質，使身體沉重又具有障礙這些腐敗物質從嬰幼兒時期一直到如此腐敗的現在，都讓人體這部引擎形同停滯而無法正常運作。

頭髮就像輸送氣味的管子，或者可以說是「排氣煙囪」，無庸置疑地，頭髮所乘載的汙染物會導致頭髮灰白與禿頭，而解藥就藏在無黏液飲食法中。

埃雷特教授的實驗證實，黏液是生病與死亡的基本與主要因素，而此論點與細菌理論的唯一差異在於，**這些黏液就是細菌的溫床**，就是滋養細菌的先決條件，它們是替細菌打頭陣的先鋒。白血球過量的比例愈高──白色的死亡黏液物質相對於血中糖分及鐵質的比例愈高，就愈危及生命。紅豔色澤與甜蜜象徵著生命與愛；灰白、蒼白、無色與苦味，象徵著黏液所帶來的疾病與耗竭，也意味著人體正緩慢地死去。

「對死亡的掙扎或苦痛只意味著最後的危機，也是生物亟欲排出黏液的最後一搏；還倖存的細胞正對死亡細胞與死亡細胞產生的致命毒素背水一戰。」

我最早的美洲人祖先在一六一六年登陸新阿姆斯特丹，是當時殖民地的首位治療師，而在三百年一脈相傳的醫師體系之下，他對古老的傳統畫下休止符。我畢生都像是追隨健康與飲食習慣飲食療法的門徒，我對植物大師路瑟‧波本（Luther Burbank）的這番論述產生了極為強烈的共鳴，他說：「我毫無疑問地相信，埃雷特教授已經發現所有疾病的基本成因。」

　　埃雷特的研究歷程**橫跨四大洲**，既孜孜不倦又具有敏銳的觀察力，他在進行研究的各階段都對該學門的最新知識無比熟悉，使這位發現者的天分得以在輝煌鮮明的嶄新道路上發光發熱。他治療自己、拿自己做實驗，並藉由在他療養院與診所中所實施、數以千計的療法來證實自己的論點，更藉著書信往來，在累積人類知識的寶庫中帶來獨特的奉獻。我發現他既安靜又謙遜，對於他所進行的教示積極活躍，卻又不傲慢貪婪。

——自然療法醫師蓋伊‧柏葛特（Dr. Guy Bogart, N.D.）

第三版序言

　　由於大家對《合理的斷食》一書的需求愈來愈大，同時也讚譽有加，第三版序言因而誕生。同時，自然療法醫師也一改原先對於此種最自然療法的成見，出版了關於斷食療法的諸多著作。

　　然而，他們顯然仍對於萬病歸一源的道理——所有疾病都有共同的基本成因——缺乏理解。所以，斷食與維持自然飲食法對於各種疾病都有幫助，卻未必能對每一位患者都能夠有所奇效。

　　即使是在美國，我的書仍然成了暢銷書籍，這點可由班迺迪克・勒斯特醫師（Benedict Lust）的來信中窺知一二，他是美國首座天然健康水療院的經營者與院長，同時也是《天然之道》（Nature's Path）雜誌的編輯，他在七月二十三日寫道：

　　「圖書市場在斷食方面的出版品已經飽和，相關作者略舉一二可如迪威（Dewey）、哈斯克（Haskell）以及辛克萊（Sinclair）等，但卻沒有任何人如您一般，在書中如此深入且精闢地探討問題所在，而這點正使眾人愉悅於其中，無論在實務與科學層面都是最為精實的觀

點。我真希望能資助出版您的書籍，藉以推廣至數百萬大眾的手中。」

令人憂心的跡象顯示，斷食法可能只會淪為一股時興的風潮。我希望我的療法能躲過如此下場，並逐漸扎根，好能永遠造福全人類。

——阿諾・埃雷特，一九一四年夏，筆於羅加諾（*Locarno*）

第二版序言

一九一〇年，本書的一部分以論文形式發表於蘇黎世的《健康》期刊（Gesundheit），以及《生命的藝術》（Lebenskunst，出版商為K. Lentze, Leipzig）第十七和十八期之中，引起了巨大的討論與詢問，我認為有義務將此出版成書，並加上關於書中的更多細節與重要內容。

在一年的時間裡，《合理的斷食》第一版的銷售量達到五千本，證明了本書確實膾炙人口，而我希望第二版能夠使更多讀者獲悉書中所蘊含的真相。除了些許增修內容外，書中內容並無改變。

希望本書對於欲尋求真相的讀者們都能派上用場；尤其盼望本書能對患者有所幫助，並對於擔心失去青春與愁於初老現象的讀者們助上一臂之力。

——阿諾・埃雷特，一九一二年秋，筆於羅加諾

序言

現今，大眾的思想與以往有著根本上的不同：每個人對於生命的原因都有不同的概念，就連專精於自然科學的科學家們，彼此也都有所歧見，他們提出愈來愈多的問題，也使人們愈來愈質疑一切，最後，人類本身成了活生生的大問號。

毛特納（Mauthner）在對於語言學的評論中揭示了每個人都了然於心的祕密：「如今，所有問題都能夠同時從『是』與『非』的角度來解答。」已經證實的事物，也都能夠加以反證。在所有正反觀點與科學歧見中最具爭議的問題，就是疾病的意義。

我覺得自己不能繼續蹉跎，應該將我的經驗公諸於世；然而，我的訊息不只是要傳達給每個人，更是奉獻給探索真相、能認清真相、能接受實驗所帶來強而有力的事實、不著墨質疑發起人身分且不因多數團體同意與否而偏頗的人們。

約莫一年前，「素食者瞭望塔」（Vegetarian Watch Tower）發表了一篇報告，說明我與我的首位門徒如何來到義大利的瘧疾流行省分，以測試我們在脈搏為四十五／

五十二時對這種熱疫的抵抗力。我們身在高度傳染的地區，睡在戶外，並在白天讓自己身處令人感到艱苦的磨練之中。我為所有歐洲與美洲政府提供服務，使他們利用我本身的經驗，讓人們能具有對熱疫的抵抗力。

一直到今天，我仍然保持對霍亂的免疫力——而且我準備要證實這一切，即使吃下未熟透的水果也不會染病。更甚於此，我也主張遵循我的生活方式的人，同樣也能具有如此抵抗力。使我透過親身體驗所得來的真相恆久存在於世，藉以使健康的人們維持健壯體魄，避免淪為疾病與惡疫的目標，是我的義務，也是我的道德責任。

時至今日，受疾病所苦的人們能透過兩種方式對抗病情。其中一種患者希望能儘快戰勝病魔，所以會吃藥片、服藥方或注射疫苗等；確實，這些藥物有助於獲得一陣子的健康，然而卻缺乏了長期的完善療方，到頭來，身體仍會不可避免地再次迎來更嚴重的潰敗。人們似乎都認為這就是常態，而醫藥科學也因此完美地符合人們對於速效藥方的需求——我們並不想否定此番醫藥成就。

另一種患者雖然常被視為較為守舊，但願意對自我身體真誠以待，也較為理智，並悉心思量自身所遭遇惡疾的起因，希望能從疾病的根源下手並藉以永久痊癒。為了

達成如此目標，必須要有所犧牲，患者必須成為自己的醫生與顧問，而我所能做的，就是指引道路——這正是本書的目的所在。

自然療法介於上述兩種極端之間，在顧及避免放縱於食物——多數疾病的主要根源——的第一原則以及預防疾病的第二原則時，自然療法也藉由自然療癒方式帶來貢獻；而不可否定地，利用新鮮空氣與水源的療方，斷食療法的成功案例將會愈來愈多。

本書將提供大略概要，說明斷食法如何運作，又該避免哪些食物，但有一點非常重要，每個人的要求條件都有所不同，而且一定要尋求最適合自己的建議。我很有信心，讀者若能先對我的理論有長足的了解，往後的篇幅一定能夠帶來更大的助益。

就目前看來，醫藥協會以往都不甚採納非專業人士所獲得的發現，這實在是一個無解的現象。若論到科學，尤其是自然科學與科技，他們都從未質疑過偉大發明家是否夠格的問題，縱使全世界偶爾會對業餘人士的發現帶有些許嘲諷意味——如富蘭克林（Franklin）、迦凡尼（Galvani）、愛迪生（Edison）與齊柏林（Zeppelin）等，但這些人的天分終究獲得了認同與敬仰。然而，

醫藥學院或許願意教授普莉斯尼茨的濕敷布（Priessnitz compress，普莉斯尼茨在扭傷的手腕上包上浸了冷水的濕繃帶，繃帶快乾掉時再換上新的），但卻刻意避談他其實也是個非專業人士。

　　我並不推崇自然療法對於醫藥專家一貫的仇視態度，我也不認同——甚致譴責——某些江湖術士打著「自然療法」的口號招搖橫行的作為。

　　這便是我的些許理念。

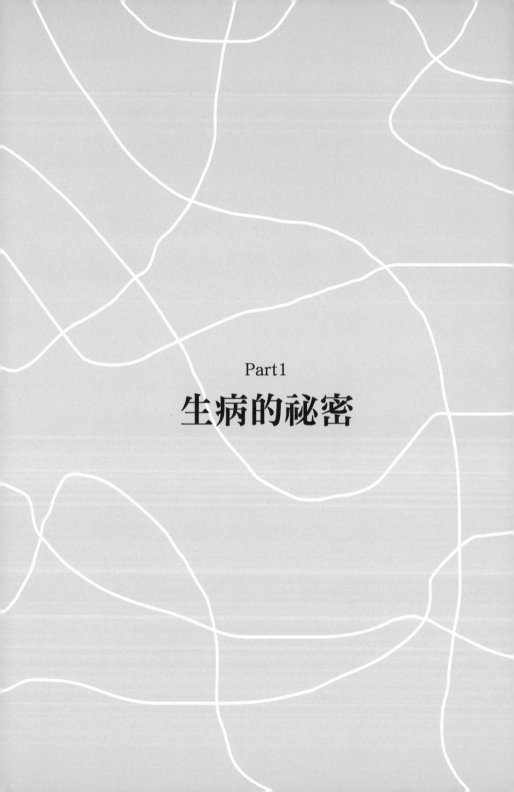

Part1

生病的祕密

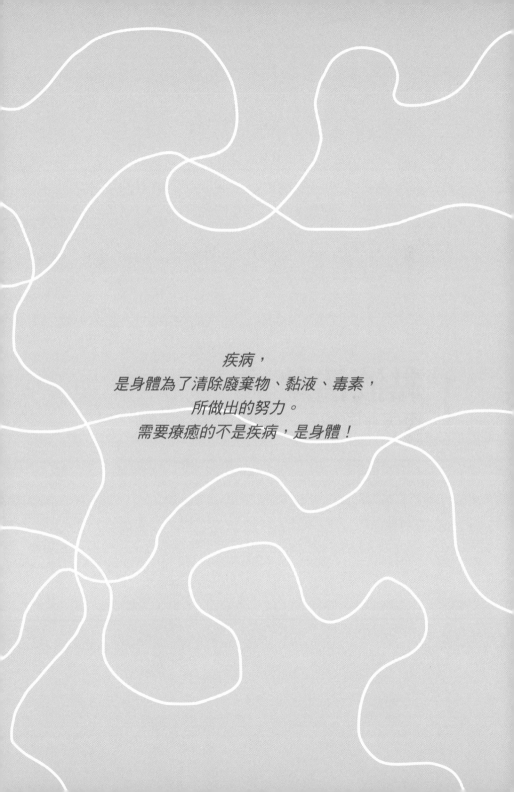

疾病，
是身體為了清除廢棄物、黏液、毒素，
所做出的努力。
需要療癒的不是疾病，是身體！

1 黏液浩劫

疾病共同的基本成因

動物們生病時只會接受最不可或缺的食物，

並採行斷食直到病情好轉為止，

人類卻不允許如此天然的自我療癒方法……

　　從文明開始演化一直到醫藥科學發展，人們一般認
為疾病是外在的自然現象，藉由侵入人體的方式造成病
痛，最終摧毀人體。即使是知識已有長足進展的當代醫藥
科學，也從不曾捨棄此信仰。確實，細菌學家樂於發現新
的細菌，它們代表了人類健康的外在威脅。

　　從哲學觀點看來，中古世紀所稱的「惡靈」（evil
spirit）與當代人們顯微鏡下所現形的「細菌」之間，唯
一的不同點不過就是名稱上的差別。

萬病皆從口入

　　然而，對於人類各自不同程度的「易受感染」仍存

在著許多謎題，至今無人能夠為此做出解答。透過檢驗當然能指出各種症狀與反應，卻無法確切證實什麼理論，因為在這些檢驗中，細菌是透過注射直接進入血流，而非透過嘴巴進入人體並進入消化道。

這影響了細菌入侵的概念——即使是遺傳疾病也一樣——造成疾病的入侵者並非對於生命有害的惡靈或是顯微鏡下的細菌；事實上，包括遺傳疾病在內的所有疾病，其病因——除了少數衛生習慣不良而造成的疾病以外——**都是源自於我們所過量吃下每一口生物本質不健全與不天然的食物。**

黏液的不良影響

首先，我主張在所有疾病的病程中，生物體都會分泌某種黏液，在更後期的病程中，這種黏液會以膿（經分解的血液）的型態呈現（目前普遍認為所有健康生物都含有一定量的脂肪物質）。

所有專家都會同意這番說法，無論是從鼻黏膜疾病的鼻涕與支氣管炎，到肺部發炎與肺癆等都一樣。即使遇到所分泌的黏液並非肉眼可見的疾病，例如耳朵、眼睛、

皮膚或胃部疾病、心臟病、風濕與痛風等，甚至是各種精神失常的疾病，黏液都還是疾病的主要原因。

當黏液超量至天生的分泌器官都無法負荷時，就會進入血流之中，並在可能因感冒而感染的血管部位造成高溫、發炎、疼痛與發燒症狀。

我們只需要提供患者「無黏液食物」，例如只提供水果，甚至只給予飲水或檸檬水，便能夠發現，因此而閒置的整體消化能量，會轉而用於攻擊從小到大所累積且經常為硬化狀態的黏液物質，這些物質就是所謂的「病理溫床」（被分解後的細胞組織）。

而患者食用無黏液食物的結果是什麼呢？

無庸置疑地，我所認為是所有疾病主因的黏液物質，就會出現在尿液與排泄物之中。如果疾病的病程已經發展到更後期，患者就會累積更大量的被分解細胞組織，因而分泌出膿液。

當起因於攝取人工食品、高脂肪肉類、麵包、馬鈴薯、澱粉製品、米飯與乳品等的黏液停止成形，血液就會轉而攻擊體內的黏液與膿液，並將其分泌至尿液中，而就重度感染的人體而言，甚至會透過所有可用的通道加以分泌——例如透過黏膜分泌。

黏液是如何產生的？

當馬鈴薯、穀類、米飯或肉類經過長時間烹煮，會成為果凍狀（黏液）或糊狀，就像書籍裝訂商或木匠所使用的漿糊。此種黏液物質很快就會變酸、發酵，並形成真菌、黴菌與細菌的溫床。

在如同煮沸與燃燒的消化過程中，這種黏液或糊狀物質也會以同樣的方式產生；因為血液只能利用由澱粉轉化後的葡萄糖，而過剩的廢棄物質——例如這類糊狀或黏液物質——就會首先被分泌出來。如此應不難理解，在人類的生命之中，胃腸都逐漸被這種糊狀與黏液狀物質給膠著起來，致使一團團糊狀與黏液狀溫床開始發酵並阻塞血管，最後使腐敗的血液分解。

若將無花果、椰棗或葡萄烹煮成半流質狀，一樣會成為黏稠的糖漿，卻不會發酵，也不會殘留黏液物質。這點真切無誤，果糖對血液而言是最重要的物質，雖然同樣黏稠，卻能讓人體完全吸收，因為果糖代表可完全燃燒物質的極致形態，只會殘留微量細胞質讓人體排泄出去，而且並不黏稠，可立即排出又不會發酵。多虧其不易發酵的本質，熬煮過後的糖分甚至可用來保存各種食物。

斷食與水果飲食的療癒力

　　無論健康或生病的人，在攝取食物或斷食的同時，舌頭上都會出現黏稠的黏液，此現象也會出現在胃部黏膜，就如同舌頭的翻版。在實施斷食的初次排便中就能發現這種黏液，我建議你以及治療師與研究人員利用實驗來驗證我的論點，如此實驗即可稱為確切的科學認知。

　　實驗的本質，正是所有自然科學的根基，可藉以顯示絕對可靠的真相，而這番真相無論出自我口或其他人口中都同樣無以撼動。

　　再者，我建議跟我一樣勇於親身驗證的人們進行以下實驗，你們一定能獲得來自大自然的相同解答，也就是從身體本身獲得解答；而我所謂的身體是「健康」的身體，只有潔淨且無黏液的生物體才會出現我們得以預料的精確反應。

實證對傷口復元的奇效

　　經過兩年嚴格的水果飲食法與畫龍點睛般的斷食療法，我獲得了無法想像的健康程度，使我做出這個實驗：

我用刀子在自己的下臂部劃了一個小開口，血液並未流出來，因為傷口立刻閉合起來，沒有發炎、不覺得痛，沒有黏液也沒有膿液，三天之內就癒合完成，結痂也很快就脫落。

　　稍後，我以蔬菜為食，飲食中也包含了會形成黏液的澱粉在內，但不包括蛋類與乳類；這次實驗的傷口流了一點血，感覺有點痛，也有少許膿液與輕微發炎，但傷口過沒多久也癒合了。

　　接著經過攝取肉類與酒精的飲食後，實驗的傷口流了更多血，血液的顏色比較淡，稀薄的淡紅色，有發炎現象、會覺得痛，而且膿液流了幾天，傷口經過兩天的斷食後才得以痊癒。

　　我曾進言普魯士戰爭部（Prussian Ministry of War）進行此項實驗，但徒勞無功。在日俄戰爭中，為何日本人的傷口痊癒的速度比「酒肉俄兵」好得快，復元狀況也更好？過去兩千年來，難道都沒人懷疑，切開動脈甚至服毒等手段，為何都無法成功使在牢獄中厭惡肉食並斷食的塞內加（Lucius Annaeus Seneca，古羅馬時代思想家，被羅馬皇帝尼祿逼著以切開動脈的方式自殺）致死嗎？據說塞內加即使在牢獄之災即將降臨時，也都只吃水果跟喝水。

身體阻塞是疾病的溫床

在最終的分析結果中，所有疾病只不過就是最微小的血管堵塞所引起，也就是微血管被黏液所阻塞。

在一座城市的水路管線中，沒有人會在水流供給尚未阻斷前，就開始清理遭幫浦注入的髒水所阻塞的水管。倘若水路將髒水供給到整座城市各處，或甚至只有部分小水管因此阻塞，沒有人會只顧著清理髒臭的阻塞點；大家都會立刻想到從主要的注水管與濾水設備著手，而這些設備與幫浦相連，只有先將水流供給關閉才能夠進行清理。

若要我改寫聖經中的第一戒，我會寫成：「吾為主，汝之醫者。」只要仰賴自然，就能夠治癒、清理並排除黏液，而且萬無一失，但**前提是至少要停止攝取形成黏液的食物**。一旦停止供應固體食物，各生理系統都能將阻塞血管的黏液溶解——人與動物皆同，不眠不休且自動自發地自我清潔。縱使對健康的人而言，這些黏液正如稍早所述，都會出現在尿液裡頭——只要將尿液在適當的玻璃管中冷卻後就觀察得到！

這種事實會讓某些人無法苟同，或者對他們而言不夠科學，但若是否定、忽視或排斥如此鐵律的人，無疑會

因為阻礙了探究病因的道路而感到羞愧，當然，最先因此受害的人就是自己。

這也揭開了便祕的最大謎底。有人會認為結核病患連年不斷咳出的大量黏液，全都是出自肺部本身嗎？由於這些患者常吃下形成大量黏液的食物，例如粥類、乳品或含脂肉類等，肺臟一直處於負擔過重的狀態，最後終至衰敗，並提供細菌最完美的溫床，讓細菌得以發動致命的最後一擊。

細菌的謎底就這樣解開了：會形成黏液的食物殘餘逐漸阻塞血管，使血管充斥著會導致腐敗並發酵的黏液物質，而且在活體生物內特別容易腐敗（造成膿瘡、癌症、肺癆、梅毒與狼瘡等）。

大家現在了解，肉類、乳酪與所有有機物質都會在分解過程中「促進細菌生長」，這正是人們在疾病較後期才會發現微生物與細菌的原因，**微生物與細菌並不是病因，而是疾病的產物**，並且會透過分泌毒素等方式造成如肺部等器官的腐敗。倘若細菌確實是由外部入侵，**那也是由於黏液促進細菌的活性並提供了適於生長的環境。**

正如稍早所提過，我不斷重複過著無黏液飲食法的生活（一次可以長達約兩年），像是只吃水果等，讓我幾

乎可以不用攜帶手帕，我到如今都不太需要這種文明產物，你看過健康的野生動物吐痰或是擤鼻涕嗎？

我原本正受慢性腎炎所苦——這種病以往被視為無藥可治，但我不只康復了，還很享受這種連我年輕時都遠比不上的健康狀態。有哪個人曾在三十一歲差點病故，過了八年卻變得可以連續跑上兩小時二十五分都不用休息，或者參與五十六小時健走馬拉松的？那個人就是我！

水果是天賜的特效藥

人類以前只吃水果過活，這句話就理論上而言正確，就生物學層面也沒錯，到了現在當然也可以。在人類學會狩獵之前只靠水果就能生活，這不需要什麼證據來證明，而且我甚至認為這樣的人類絕對健康、美麗，又強壯得沒有病痛或苦難，正如聖經所言。水果是唯一的無黏液食物，而且相當天然；凡是經由人類之手所誕生或改良的都是罪惡之產物。

科學證據可以證明水果的特性，例如蘋果或香蕉擁有人類所需的一切元素，而人類是如此完美的生物，光靠一種水果就至少能活上好一陣子。雖然沒人能擺脫現代文

明賦予人類的枷鎖，只靠吃水果過活，但我們並不能因此忽視大自然所提出的鐵證。現在若是只吃水果，會讓已經文明化的我們面臨體內的轉折危機——也就是清理作用。沒人會相信我說的，在十四個月中有一百二十六天未曾進食，其中一次更連續長達四十九天，卻還能夠活下來。如今，我辦到了，但真相卻仍然未解。

到目前為止，我主張水果是最天然的特效藥，但自證的成果並不容易使人信服。上個世紀，當有人提到可以從倫敦打電話到巴黎時，大家都笑了，因為以前從沒聽說過這種事。天然的食物已經不再熱門，因為沒有人要吃，而且就連身為文明產物的人類也很難取得天然食物。

還有一件事別忘了，有些既得利益團體害怕人工食品的價格下滑，還有些人擔心醫生會變得不再必要。但醫生們倒是不用擔心，因為**任何斷食與水果食療法都必須經過相當嚴格的觀察與指示**，所以對醫生的需求只會愈來愈多，其實不必太擔心醫生的地位會有所動搖。

斷食的淨化作用

幾乎所有斷食療法都以失敗收場，原因就在於斷食

者的輕忽。有一點必須謹記在心，在無黏液飲食法的初期會有讓你膽顫心驚的現象，也就是身體會被迫分泌出許多老舊黏液，一直到身體完全潔淨又健康為止。

所以，看起來健康的人，同樣必須經過如同疾病的症狀（淨化作用），或是會歷經看似生病的過渡時期，以獲得更高程度的健康。這是相當大的阻礙，就連許多素食人士也因此失敗，最後就如同大多數人，對這番最高原則的可信度產生排斥。

我曾經將自身經驗提供給「素食者瞭望塔」（「素食者瞭望塔」一九○九年出版的第十九、二十、二十二冊以及一九二○年出版的第一及第二冊），並藉由敘述我的實驗內容、四十九日斷食法與先前水果飲食的過程來證實我的方法，最後成功推翻了眾人的反對意見以及對營養不足的恐懼。我的健康獲得改善，就是伴隨著如此激烈的黏液分泌而來，更別說在嘗試過程中發生過些許衛生狀況不佳的處境。

我曾收過許許多多的感謝信，尤其是來自受過教育的社會階層人士。不過，大多數素食者在黏液的進展方面會較其他人輕鬆，而被素食者視為有毒物質的食物：肉類、酒類、咖啡與菸草等，只要是適量攝取，長期下來所造成的危害相較之下並不太嚴重。

酒類與肉食的影響

　　為了避免引起對於不酗酒人士與素食人士部分的誤解，我必須在此稍微解釋一番。肉類並不是食物，只是種會在胃裡發酵與腐敗的刺激物，其腐敗的過程並非起源於胃部，而是在動物宰殺後就開始發生。

　　正如葛萊漢姆教授（Dr. S. Graham）經過諸多實驗後所發現，而我也將此發現更進一步發展如下：肉類因為腐敗產生的毒素而有刺激作用，使人們誤解肉類是能強健身體的食物。或者可以說，有誰認為蛋白分子經過腐敗過程後，還能夠在胃裡再生並在人體肌肉中重生嗎？當然不可能！就如同酒精，肉類起初會刺激力量與能量的感受，直到生物體都被阻塞起來的階段，就迎來不可避免的崩潰後果。所有刺激物的作用都類似於此。

　　所有非素食飲食方法的根本問題都在於過量食用肉類，進而導致其他問題，最顯著的就是對酒類的欲望。以水果滋養身體的人很快就失去對酒精類飲料的渴望，而肉食愛好者則都因為肉類會造成口渴的緣故，所以一直有想喝酒的渴望。

　　酒精對於肉類就像某種解藥，大都會裡頭最常吃肉

的老饕，必定時常讓身邊圍繞著酒精、咖啡與菸草，以至少在某程度上抵銷肉類的毒素作用。舉個常見的現象，一小頓由這些「刺激物」所組成的晚餐，會比素食餐廳中滿滿一頓所謂的健康食物更令人感到身心暢快。

節制飲食才是長壽關鍵

我與肉類和酒類勢不兩立。但是，對於自覺無法完全放棄肉類與酒類的人而言，**只要能夠節制飲食份量，仍然比大吃大喝的素食人士好得多。**美國的弗萊契（Fletcher，弗萊契於十八世紀初期為人所熟知，主張用餐的每口食物應咀嚼三十二至八十次，直到呈現液狀，無法變成液狀的則吐出來。他靠此飲食法減去近二十公斤的體重）成功證實，一個人吃得愈少，表現就愈有效率，身體也愈健康；我在經過親身實驗後也發現了這個祕密。

因為貧苦而多年來被迫節制飲食的人們，不正好就是最長壽的那些人嗎？最偉大的發現者與發明家，不也都來自最無權無勢的階級嗎——例如都是些無法大吃大喝的人？最成就非凡的人們、預言家與宗教創辦者等，不都是苦修人士出身嗎？

一天酒足飯飽三次的文化毫無道理可言；還是說我們透過社會的發展進程而領悟到，勞動的人們一天必須吃五頓飯，而且晚上非得喝掉一大堆啤酒不可？既然患病的生物能透過停止進食來重生，便代表了健康的生物只需要少量食物就能維持健康、體魄強健並獲得堅強毅力。

在各處聖地的聖徒所實現的奇蹟愈來愈少見，原因很簡單——人們雖然勤禱告，卻不再有人透過苦修與斷食來獲得恩典與療癒。聖徒身上的閃耀光芒並非全部來自特殊的恩賜，還需透過神聖又健康的苦修。我想說的是，我已經親身體驗過可由雙眼見證的生命電流，但這都靠外在與內在的太陽能量來成就（日光浴及「陽光廚房」所帶來的食物——水果）。

全世界都對於古早時期的奇蹟感到神祕難解，而這些答案能在簡單的實驗中找到，每個人只要有足夠的勇氣都能使奇蹟再現，但顯然寫書、布道與禱告相較之下是簡單多了，要說我算是特立獨行也沒錯，說句實話，其實如此創舉所需要的不過是勇氣與知識罷了。

就生理學層面，所有人類生而平等，只要一個人節制飲食而且身體健康，那就算偶爾享受一下肉類跟澱粉，在消化與排除黏液殘餘時也不會有任何問題。倘若一個人

只吃水果，而且只進食身體所需的少許份量，那絕對能進一步改善健康狀況，因為這是最完善的滋養方式。

人類很難接受大自然的定律，因為人體是用過度烹調的食物所打造，體內的細胞等於已經受到死刑宣判。每當人類暴露在陽光之下，或是吃下水果充滿活力的細胞，甚或進行斷食療法時，所有死亡物質都會從體內排出。然而，**斷食療法仍必須經過最謹慎的考量才能進行。**

現在的醫藥設計是用以保護人體避免細胞崩解，但在多數案例中，人們只有在病況危急時才會找醫生——只有極少數人會重視疾病的預防。

素食人士不能否認，肉類與酒類飲食確實造就了許多健康的人們，使這些人能獲得偉大的成就與長壽，但再仔細觀察，就會發現這類個體通常是食量相當節制的人。而在同屬過量進食的人中，肉食主義者所受到的危害較小，因為肉類所含有的黏液比素食主義者常大量食用的澱粉還要少，更別提素食晚餐通常料理種類都多得過剩。

我多年來已經不再固定一天要吃幾餐；我只在有胃口的時候進食，而且吃得很少，少到就算我偶爾被迫吃下不該吃的食物，也不會造成任何有害影響。

倘若最嚴重的疾病都能靠斷食法來治癒，而且正如

我一直以來不厭其煩地重申，斷食能讓人變得強健——前提是要正確執行——那麼合理推斷，水果飲食法能帶來更佳的效果。此觀點已經受到著名的博契爾醫師（Bircher）以科學方式驗證。

斷食是出於本能的自癒行為

確實，自然療癒科學已認同，患病生物必須「排除某些東西」來改善病況，所以目前認為將肉類與酒類自患者飲食中排除最為重要，但療癒過程中最有效的方法卻鮮少受到重視：**那就是斷食、限制用餐與水果飲食法**。這種誤解在我的黏液理論中可能沒有太大意義，很難想像，有多少罪過都被歸咎在「不會形成黏液」的酒類頭上，很快地，酒類就會變成所有疾病的代罪羔羊，因為有些不幸的酗酒人士到最後都會發酒瘋。

我認為，若酗酒人士在幾天內被迫斷食或只吃水果過活，很快就會失去對啤酒與葡萄酒的欲望。此現象證明那些文明化食物——從牛排到看似危害較小的麥片等，如何創造了這些可惡的「解藥」：酒類、咖啡、茶與菸草。

為什麼呢？因為過量進食會讓人懶散，進而讓人求

助於刺激物。造成飲酒習慣增加的真正原因，就是過量進食——尤其是肉類。葛萊漢姆醫師在《營養生理學》（Physiology of Nourishment）中表示：「飲酒人士可以活到老，但大食客卻無法。」這點相當正確，因為酒精就像是刺激物，尤其是啤酒，但長期下來的危害並不如會將消化道慢性阻塞的黏液食物。

現在讓我來問你稍微合理一點的疑問：是要讓各種藥物、針劑、疫苗甚至手術等來控制你的身體，或要努力透過減少食物攝取，來讓身體擺脫從小累積在細胞組織中的有毒黏液？

就連最頂尖的大廚，都無法料理出比蘋果、葡萄或香蕉等水果更完美的食物！倘若過量飲食與攝取形成大量黏液的食物是所有疾病的真正主因——而且我斷言所有人都能親身驗證這項效果，那麼唯一的天然解藥就是：斷食與水果飲食法。

一個眾所皆知的事實：動物只要有些許的不適感，就會傾向採行斷食。即使是我們所豢養的動物，原本與生俱來對於滋養身體這檔子事最準確的直覺，都因為環境因素與人們所餵養的食物而大幅弱化，但儘管如此，動物們生病時還是只會接受最不可或缺的食物，並採行斷食直到

病情好轉為止。相反地，人類卻不允許如此天然的自我療癒方法，無論身在何種處境之中，人類都無法容忍生活在食糧短少的條件下，因為人們都害怕會失去活力。

許多醫師已經認同斷食的好處，有些人著眼於其神奇療效，其他人則說斷食是不治之症的療方，或說是特效藥中的特效藥等。

糟糕的是，總有些庸醫整天只會以訛傳訛，因此敗壞了如此良方的名聲，這點簡直讓我的斷食療法雪上加霜，因為這套療法在實行時需要格外謹慎。

我創下斷食四十九日的世界紀錄過程中達到最顯著的成效（請參閱「素食者瞭望塔」一九○九年出版的第十九、二十、二十二冊以及一九二○年出版的第一及第二冊），不只如此，我更是將此療法與系統化且量身訂做的水果飲食法相互結合的唯一一人，使斷食成為既容易實行又絕對無害的療法。藉此，我們已經能夠治療以往醫學院所認定的不治之症。

基於我的論點，黏液殘留物正是所有疾病、老化現象、肥胖、禿頭、皺紋、神經失調與喪失記憶等既基本又主要的成因，如今我們已然迎來新希望，更進步的醫療方法與生物醫藥已經進入了全新的發展階段。

黏液理論

　　希波克拉底（Hippocrates）認知到疾病形成的同一性，傑格醫師（Jaeger）將此種共通病因界定為一種惡臭現象，但他並未找到這種「臭氣」的源頭。

　　拉赫曼醫師（Lahmann）與一些同僚，尤其是昆尼（Kuhne），共同指導進行外來物質共通成因的研究，但卻無人發現其根源來自我們從小到大累積在體內由不天然的食物所形成阻塞身體、易於發酵並進一步形成細菌溫床的黏液，這些黏液最終使得身體細胞組織瓦解。

　　在感冒或高溫時，黏液偶爾會稍稍瓦解，並在身體奮力排出黏液時產生惱人的症狀。這些症狀往往被認為就是疾病本身，故，我們得以首次界定人體對於疾病所受到不同程度的影響力。

　　從小時候開始堆積在身體的黏液愈多，而且分泌出來的黏液愈少——有時是因為負責分泌黏液的相關器官遺傳性衰弱而造成——就愈容易受到感冒、發燒與惡寒的影響，也因此對細菌大開了方便之門，導致生病或老化。這項發現將可能有助於揭開一直以來受到注目的白血球神祕面紗。

我認為我們正繞著醫藥科學的謬誤打轉，我的看法與世俗觀點正好背道而馳，我認為細菌進入身體後會攻擊白血球，原因在於白血球大多是由前面鉅細靡遺談到的惡名昭彰的黏液構成，而細

作者應是想說明，白血球中的成分與構成黏液的物質十分相似、甚至可能是同樣的物質。

菌從生物體外被邀請到含有大量黏液的馬鈴薯、肉湯與膠質食品上。

黏液是氮類的蔬菜或動物性物質，由會在體內呈鹼性反應的液體所組成，液體中包含如同血球外表般極小顆粒的細胞。在全然健康的身體中，或許所謂的黏膜不該是又白又黏稠，而是如同在動物體內又乾淨又鮮紅的色澤，而黏液可能正是黏膜之所以呈現一片白色的主因。

藉由這項黏液理論，我們得以解釋許多疾病之謎。而那些相信我經由實驗所得來的結論的人，可以從三個重要層面受益：可以獲得其他人無法成功獲得的療癒效果、可以讓身體更加強健、可以將自身調理至不易受疾病所苦的狀態。

人體機器是相當複雜的管路與血管系統，管道的流動由肺部的空氣來推動，血液持續受到如同氣閥般的心臟所推動與調節。我們所吸入的空氣在肺裡區分為氧氣與氮

氣，所以血液可以保持流動，而人體機能也可長時間運作而不致疲乏。所以重點很簡單：當人體機器不因過多食物而負荷過重時，就能發揮最佳機能且不會變得遲緩。若談到以往所謂大自然讓人類必須沉溺於每日大量「有益進食」才能順利運作的觀點，我實在無法認同，這些人真得先親身試試，斷食與水果飲食法到底能讓他們持續工作或走動多久而不會感到疲累。

首先，疲勞代表消化作用太過活躍而致使活力降低；再者，疲勞代表血管遭到阻塞；第三，疲勞代表黏液的過量分泌導致體內中毒。來自動物的所有有機物質都會在分解過程中分泌有毒的氰化物，化學家韓賽爾（Hensel）將其定義為適菌物質。空氣不僅是對人體最重要也最完善的舵手，更是建構與儲備活力的必須要素，動物器官也會從空氣中獲得氮，還有說法指出，某些毛毛蟲光靠攝取空氣就能增加體重。

2 排除疾病共同成因並預防復發

恢復健康的自然良方

健康的人採行斷食療法時並不需要如臨大敵——
當然，前題是……
這必須是合理的斷食。

　　在告訴讀者關於生病或染病的可怕真相後，該讓我
整理一下重點了——可以用較為平凡的術語來表達，到底
該如何透過斷食與維持適當飲食方式，成功征服黏液中毒
這個健康大敵。

正確的斷食療法

　　健康的人採行斷食療法時並不需要如臨大敵——當
然，前提是所採行的的斷食療法必須是合理的斷食，舉例
來說，採行斷食療法期間，患者應避免進行自身所無法充
分發揮的身體運動或心思耗費，以避免身體面臨過度耗竭
的風險。

再者，斷食初期必須經過前置作業：**使腸道完全排空**，可以採用無害的通便方法（例如溫和的草本通便劑）或浣腸，亦可雙管齊下。清空腸道的原因在於，斷食者不應受到排氣或腸道中殘餘糞便所形成的腐敗物所干擾——假如一切順利，就如同稍早所說，人體所排除的黏液已經夠令人困擾了。

　　倘若讀者縱使身體健康，卻仍然不敢貿然採取長期斷食的話，至少可以試著採行短期斷食，前後約三十六小時，每週一到兩次，就能帶來有益成效。**最好是以跳過晚餐並進行浣腸的方式展開斷食**，接著持續到隔天早上才能進食，再緊接著一整天也都避免進食，而當天的早餐只能吃水果。

　　在每一次斷食之後都必須攝取水果，因為果汁能促使已經鬆動的體內黏液開始流動。但我必須提醒一下，對於病患及老年人而言，此種療法必須要謹慎地依個人狀況進行調整。

斷食後療法

　　如果能進行更長的斷食療程，即在三天的斷食之

後，再接著進行我所謂的斷食後療法，自然能夠帶來更快速的效果。

做法就是必須在三天內都不吃東西，只喝新鮮的無糖檸檬汁，而且要一口喝完；到了第四天可以吃點水果，晚上再次進行浣腸，往後的每一天都增加一些水果攝取量，大約到了斷食後療法的第七天，就能回到正常攝取量與適當選擇搭配的水果飲食法。

健康的人——特別是工作狀態允許讓自己在黏液排泄遇到困難時稍微躺一下的人，可以將斷食療法的時間延長至數週。

這段期間內，斷食者都不該對所謂的「變醜」或體重減輕現象覺得反感；雖然氣色變差，但是其實身體正處於「從斷食變健康」的過程中。

只要經過極短的時間，臉頰就會出現健康又天然的紅潤色澤，體重也會回到標準狀態，因為身體在斷食過後會對每一分一毫的食物都產生反應。

順帶一提，飲食節制的人與經常斷食者能擁有相當美麗又有靈性的面容，舉例來說，據說教宗利奧十三世（Pope Leo XIII）是斷食法的擁護者，而他的氣色潔淨得近乎透亮。

其他注意事項

所有斷食療法的成功與否亦大幅受斷食者的心態所影響，無論何時，斷食者都不該讓自己陷入憂鬱或不悅的心情。在不如意時，有些人傾向多加休息，有些人則會做些較輕鬆的手工。

當身體擺脫了黏液、黏膠與漿糊狀物質時，重獲健康的斷食者最大的使命，就是保持最愉悅的心態，並透過攝取天然且正確的食物來維持好心情。對此，稍後段落中會提供一些簡短的心得。

帶有嚴重健康問題的人，例如有肺部或心臟毛病的患者，可能無法進行斷食，然而，這些人可以透過恰當的飲食方式來阻止黏液繼續累積。所有的黏液幫凶——尤其是**麵粉（酥皮）、米飯、馬鈴薯、烹調乳品、乳酪與肉類等**，都應該避免食用。

無法完全戒掉麵包的人則應該只吃全麥麵包或白麵包，而且要烤過，藉由烤麵包的過程能除去許多有害成分，因為已經消滅了其中部分的黏液物質。再者，烤麵包具有讓人無法狼吞虎嚥的好處，必要的咀嚼過程會使我們感到疲

此為黏液理論的一部分，是否屬實仍有待商榷！

累，進而吃得比較少一些。倘若牙口不好而不方便吃烤麵包，可以用啜的讓麵包軟化。至於馬鈴薯，真要吃的話，記得要用烤的，而且要連皮吃下。

怎麼吃才健康？

到目前為止，可能有讀者想問，到頭來還有什麼是「有營養的食物」？可惜我無法在本書中多所著墨於食物所帶來的影響，應該用幾句話來帶過就夠了。

水果擁有人類所需的一切營養

說到肉類的價值，目前已知身體只需要肉類中少許的白蛋白，而這種需求光靠含糖的水果就能滿足。舉例來說，香蕉與堅果搭配少許無花果或椰棗，就成了最頂級的肌肉構成要素，而且還能提供身體能量。事實上，生菜沙拉中加點油以及大量的檸檬，再加入所有可口的水果與莓果——包括來自南方熱帶的水果在內，就是極為營養的食物了。

當春天來臨時，或許當季水果產量衰退——尤其是蘋果，新一季的蔬菜也尚未採收，但自然之母不也提供了產自南方的豐富柳橙嗎？這種果實的芬芳與豐富來源難道還無法讓人完全轉變為水果愛好者嗎？關於斷食與均衡水果飲食的更多細節，都收錄於我的《無黏液飲食療癒法》（Mucusless Diet Healing System）之中。

在此也值得一提，非斷食者與受輕微疾病所苦的人們，至少該採行早晨斷食法（無早餐飲食法）。在早上十點之前避免進食，並於十點後只吃水果，這方法確實對所有人都能帶來好處；只要抱持堅定的信心，如此小小的節制一下必定會有所回饋。

充分咀嚼的好處

再給認為無法放棄以往黏液食物（例如肉類）的人幾句話，對於這些「不幸」的人，我會給予以下建議：食物要經過咀嚼，而且要**充分咀嚼**，就如同弗萊契所大力推崇的——可稱為「弗萊契箴言」。這不代表光吃水果的人就不用咀嚼，只是就常吃具有有毒黏液食物的人而言，如果不想太快踏入墳墓的話更應該徹底執行。

緩慢咀嚼能促進唾液分泌，而唾液分泌的增加能減少黏液的形成並預防過量進食。當然了，這些人的健康與體力，以及保持青春與維持身心機能的表現，著實無法如斷食者或水果飲食者這麼理想。

當人透過斷食與之後的水果飲食變得健康，亦即徹底擺脫了黏液、黏膠與細菌後，倘若能維持水果飲食法，那往後就不再需要進行斷食，也只有此時，才會發現飲食所帶來以往從未夢想過的愉悅感受。只有藉此方法，才能夠找到通往快樂的道路，才能夠獲得和諧的體驗，並且得到所有困擾的解決之道；也唯有如此，才能戒除一切欲望，「更臻神境」。

3 體內阻塞會讓你老化與變醜

別讓黏液影響你的外貌

所有老化症狀都是潛在疾病，
都是黏液堆積而造成體內黏液堵塞。

　　我在此要繼續稍早的內容，談談黏液產生的影響，黏液是疾病與老化過程的主要成因，因為黏液會影響全身重要器官的發展，我將會說明黏液是如何損害美貌，並且造成老化與變醜的症狀。

維持青春與美麗的天然良方

　　假如能夠身在極樂天國般的環境當中，讓肺部與皮膚只接觸到純粹的空氣與陽光，也讓胃腸只攝取天然的食物——例如能夠完全消化又幾乎不留殘餘的水果，那身體就只會分泌不含黏液、糊狀物質與細菌的細胞物質，而血管系統也就理所當然不會落得發生問題、變得脆弱與老化以致完全崩潰的下場。

水果細胞充滿活性能量，應該成為飲食中最優質的營養，但我們卻對肉類食品愛不釋手，肉原本應該是讓野獸生食的，卻又被氧化（腐敗）與過度烹調造成化學變化，在我們吃下肚時，裡頭的能量早就已經消耗殆盡。

黏液特別容易堆積在胃部與腸道，並逐漸阻塞全身上下——包括各處腺體。在最後的分析過程中，此現象引起了慢性缺陷，加速老化過程，更是所有疾病本質的主要成因。所以呢，**老化算是潛在疾病**，換句話說，老化就像是生命的馬達逐漸緩慢下來的過程。

針對人類食品的化學成分研究指出，**經烹煮的食物嚴重缺乏礦物質。**

問題來了，消失的美貌、變醜以及老化症狀可以追溯到營養問題嗎？倘若如此，為了治療美貌與回春，應該就需要從食療著手並改善我們的飲食習慣。由於人類的美貌無法以絕對的標準來界定——每個人的品味並不同，所以我將範圍侷限在審美觀所代表的美麗標準中。

現代人病態的蒼白容貌很難讓人界定成美麗，這是因為我們吃下了錯誤的食物所導致。倘若我們的飲食都是葡萄、櫻桃與柳橙等，並且養成戶外運動的興趣，那我們肯定會擁有健康的氣色。

阻塞帶來老化

黏液的存在代表了礦物質的缺乏，這正是導致氣色黯淡的因素。只要比對寇尼格醫師（Konig）的食物成分表，就能發現屬於無黏液食物的水果與蔬菜中的礦物質含量最高，尤其是石灰質含量。

舉例來說，飲食中所攝取的石灰質多寡，可以影響一個人的尺寸，例如骨架與骨骼結構等。日本人希望透過攝取肉類來增加體格尺寸，顯然是找錯方法了，體格矮小或畸形現象——尤其是齲齒，是因為缺乏石灰質而導致。

當代的烹調方法會將乳品與蔬菜中的石灰質煮掉，而現代這些缺乏礦物質的食物——尤其是跟水果相較之下的肉類，要在以後人類成為無齒一族時負起最大的責任。

> 作者所謂的石灰質似乎是指鈣，但就營養學來說，鈣質並不會被「煮掉」。

這聽起來可能像是虛構的想像，但許多醫師確實對此抱持嚴肅的態度。水果或許就是如此營養缺乏的解決之道，但我們卻選擇無機物質當做水果的替代品。

就無機的礦物質而言，人類的身體連一顆原子都無法吸收，我們長久以來都與文明帶來的禍害——肥胖——

共同生活，就連我們的審美觀都因此受到影響，而且甚至搞不清楚到底什麼才叫做正常。

就我個人來說，我並不認為混身肌肉過度發展的人稱得上健美或理想體態，體重與身形——尤其是體格——都已經長得太大。任何一點脂肪的堆積都是病態的表現，而且一點也不美觀，沒有任何自然生活的動物會像現代人一樣如此堆積脂肪。原因很單純，就是太多的飲食造成身體的遲緩與阻塞。水果中的葡萄糖與所有其他養分才是真正建構肌肉的元素，也是鬆垮身體的回春之藥。

現在愈來愈多人的臉龐與體態鬆垮，既醜陋又相當病態。說來也怪，如此鬆垮的現象卻被認為是種美貌，甚至還有人讚許這是健康的表徵，然而我們的經驗帶來的認知卻恰恰相反，看來纖細又青春的人更有力量也更強健，而且大多能活得更長壽。

你應該鮮少看到八十或九十歲的肥胖人士。最大的諷刺是，有一派人認為「變胖可以趕走肺結核」。如果肥胖人士並未在壯年時期死於中風或心臟病，他們的身體就會變得鬆垮，而且對食物的欲望也會降低，就算有各種人工的食欲刺激物也沒用。

還有皮膚，尤其是臉部皮膚，經過長年的繃緊後會

產生皺摺與紋路，失去了青春的彈性，這都歸咎於營養不良、不健康的血液循環以及缺乏陽光。

到了如此晚期階段，無論是按摩或美容手段都無法奏效，原本臉上輪廓分明與美麗的特徵、純淨又健康的氣色、清澈的眼神與自然適中的眼睛尺寸，還有各種充滿魅力的表情與嘴唇的色澤等，全都會老化與醜化，這些都是體內阻塞所顯露出來的樣貌。

禿頭與白髮蒼蒼的原因

接著我要來談談老化最重要也最醒目的症狀：頭髮變白與禿頭。這個問題之所以要特別拉一個主題來探討，是因為這些現象總讓人十分在意，也被視為老化的首要指標，而且時至今日，就連科學也無法對此提出令人滿意的解答。

也許，大伙兒都要先留短髮好幾年——先習慣這種樣貌，往後才不至於因為禿頭而受到太大的衝擊。這種自願與非自願缺髮的現象，使我們對於髮型這種人類所創造和諧的審美趣事失去了藝術感，既睿智又有審美觀念的人

類，萬物中的至高榮耀物種，卻失去了象徵頭頂上燦爛皇冠的頭髮。

喪失的頭髮與健康

頂上無毛、牛山濯濯又了無生氣的頭，稱為「會走路的骷髏頭」也不為過。但另一方面，我並不責怪偏好刮得一乾二淨，也不願意留著一頭不好看的長髮與茂密鬍鬚的人——除去那些氣味難聞、缺乏美觀、凌亂不堪、雜亂無章與因遺傳疾病而透露出體內病狀的頭髮，著實符合普世觀感而且無可厚非。

無須多言，**人體外在所顯露出來的退化現象，可以反映出人體內在的問題**，大自然往往也透過形狀與顏色的不和諧來顯露出問題。對我的觀點抱持懷疑或是經驗不足的觀察者，可以回想一下這般事實：

我們很可悲地，已經無法以健康與審美的觀點，來體驗與欣賞對生活在完全天然環境中的人類而言，所謂理想的美貌與健康是什麼樣子。

倘若所謂的美麗可以帶來愉悅，那我們也必須透過具有審美觀的雙眼，對於可觀察出某程度病理現象的各種

形狀與顏色上的不和諧，好好審視一番，進而感受所謂的不愉悅何在。

言歸正傳，醫藥科學無法對禿頭提出解答，美容化妝品與生髮水療法也都無法也使人長出新頭髮。

我同意傑格醫師所說的，人體毛髮是身體的氣味調節者，也是汗水的管理人。我們知道，流汗會先從頭與手臂下方開始，尤其是病患，更會產生令人不快的氣味，傑格醫師甚至在某程度上稱其為病臭味。

此說法當然難免有例外，但對我而言似乎正確無誤，正如我基於多年觀察與實驗所得出的論點，所有疾病都有相同的根本成因：**疾病是長久以來堆積在消化器官內的體內物質或食物殘餘發酵並成為黏液後所造成的結果。**換句話說，我們在此所擔心的是化學分解作用，是細胞蛋白的腐敗作用。

如同普遍所知，如此分解與腐敗過程會伴隨著臭味，然而，在大自然的定律中，所有新生命的誕生會伴隨著芬芳才是（正如樹木與花朵的盛開時分）。健康之人應該散發些許芬芳氣味，尤其是透過毛髮來散發。詩人總是以花朵來比喻人，而且讚許美好女性的髮香。因此，我認為人類的頭髮具有極為重要且有用的機能。

毛髮不只能保護我們，使我們保持溫暖，還具有相當有趣也有用的功能，也就是調節身體氣味，使健康的人或病患具有與同類相近的氣味。透過近距離觀察，能讓學識淵博的專家與鼻子靈敏的鄉野大夫都得以窺知一個人的本質，也能得知一個人是否健康或者患病。

在醫師借助顯微鏡與試管的幫助診斷消化問題之前，「江湖郎中」就能得知一個人體內正產生腐敗現象，舉例而言，可以透過簡單的毛髮診斷來判斷患病與否。為什麼現在有些看似青春無比、健康良好的人卻一直有口臭的問題，而且還一直掉頭髮？藉由這種觀察，我的實驗與研究獲得了重大論點。

遮不住的歲月痕跡——白頭髮

岔個題說點白頭髮的事吧！目前已知白頭髮中的空氣含量有所增加，而我認為這所謂的「空氣」中大概是由各種氣體所組成，或至少摻雜著其他氣體。我希望頗富遠見的化學家能發現白頭髮中含有硫酸成分，如此一來，頭髮退色的問題就有解了，畢竟二氧化硫確實能將有機物質漂白。我相當篤定，而且並非理論上如此，更是基於我最

實在的親身體驗所證實，禿頭的根本因素取決於人體內的本質。假如頭髮確實是身體的氣味調節者，就如同煙囪一樣可以過濾氣味，而且排出來的還是臭氣——極有可能是其中摻雜著二氧化硫，而不是天然的芬芳氣味，那麼當頭髮與髮根因為窒息而變得蒼白、死亡並脫落時，我們也沒什麼好訝異的。

我很篤定自己已經找出禿頭的成因，也找到了禿頭的解藥。大約十年前，當我正受到神經緊張的問題所困擾時，頭髮變得相當灰白而且開始脫落；然而，就在我藉由飲食療法治癒如此嚴重的疾病後，頭髮中的斑駁線條消失了，新生的頭髮也變得豐厚又健康。

如果禿頭症狀是源自消化問題及新陳代謝失調，那就只能先減輕這些原因才能解決禿頭。基於這些發現，我敢拍胸脯保證，就算有禿頭人士已經試過所有生髮水都徒勞無功，仍然還是有希望能夠治好！至於失敗的原因，當然就是認知問題了：禿頭並非由外在因素引起，所以無法從外在著手解決。

對於頭髮已經脫落至嚴重程度，或甚至已經掉光且還想重新長頭髮的人，可以試試我的建議。眼下並沒有對所有人都萬無一失的特效藥，但無庸置疑地，只要遵循我

的教示採行恰當的飲食習慣（就如我的理論所言，每個人皆須經過不同的個案評估與治療），我保證就算是嚴重禿頭的人也會停止落髮。

扭轉老化的必然命運

　　所有老化症狀都是潛在疾病，都是因為黏液堆積而造成體內黏液堵塞。單獨採行無黏液的謹慎飲食法，或者在其後接著進行斷食法的病患，可以將多年來累積在體內的死亡細胞排出體外，不只病情會好轉，同時也會使自己再活化，而且在再活化的同時，還能夠大幅強化身體對疾病的抵抗力。

　　這種可能性似乎乏人問津，然而，各家科學經典皆表示，在正常情況下，造成死亡的自然因素應該是由於新陳代謝緩慢而引起的動脈硬化——即生物體受到阻塞，所以生命本應在沒有任何疾病的情況下走向終點。自然法則是如此，但是呢，唉，總是有例外，所以現在的人落得由疾病主宰的下場。

　　如果有誰從年輕開始就奉行無黏液飲食，而且只吃

水果，那就不會老化或生病，此番假設相當合理。我曾見過友人在採行無黏液飲食療癒法之後，歷經了再活化而變得更加美麗，我甚至都快認不出來了。數千年以來，人類對於青春之泉都抱持著夢想與期望，更在茫茫星辰中不懈地找尋——想想花在各種陽痿與不孕症特效藥上的金錢（當然全都白白浪費了）——但其實只要給予健康的飲食建議，就能至少對某些人提供幫助。

我們很難想像如天堂中「聖人」般的美貌與強健體魄會是什麼樣子，而且他的聖音會是多麼美妙、強壯又清澈無比！我的療法最棒的成果，就是能強化聲帶並大幅改善聲音的品質，即使是失聲之人也能重新找回原本的美妙音律，這正是我的療法能對人體全身上下都發揮效果的最佳鐵證。

在此，我要特別聊聊慕尼黑皇家巴伐利亞市內歌手（Royal Bavarian Chamber Singer）亨瑞·諾特（Keinrich Knote）依照我的指示採行療法的成功經歷，他的聲音因此更加清澈美妙，使音樂界為之傾倒，更獲得最佳殊榮。

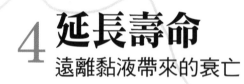

4 延長壽命

遠離黏液帶來的衰亡

比起成天吃下錯誤食物的人而言，
水果飲食人士的壽命得以延長許多。

　　在前面的幾個章節中，我已經談過疾病與老化的原
因，是由於錯誤的飲食內容導致體內的黏液累積，我也證
明了透過斷食療法與水果飲食法讓細胞再生的可能性。所
以囉，當人類畢生都只吃水果的話，便可以將死亡之日延
後到很久以後。

　　無論如何，比起成天吃下錯誤食物的人而言，水果
飲食人士的壽命得以延長許多，這些人的新陳代謝運作較
為良好，由於飲食方式正確，器官所受到的壓力也較小，
尤其是對心臟與胃部而言。

　　值得注意的是，除了對身體器官所帶來的益處之
外，水果飲食者縱使進行耗費體力的行為，心跳速率也不
會像黏液食物飲食者那麼高，每日因此而節省的能量，以
數學原理計算當然會愈來愈多，也證明了上述能夠延長壽
命的論點。

阻塞是步向死亡的第一步

當人死於重傷或疾病時，是由於心臟與大腦停止運作，然而，是什麼造成這些重要器官機能停止？在大部分情況中，在人體內肆虐的疾病會使心臟變得衰弱，最後導致衰竭，但科學研究並未探究出促使心臟衰竭的成因。

不過我們可以很有把握地主張，血液不斷受到毒化，使血管阻塞造成心臟與肌肉麻痺，進而導致脆弱的心臟神經因此遭受破壞，這就是所有慢性疾病的最終死因。

同理而言，腦中脆弱的血管遭受阻塞，以至於最終發生血管破裂（中風），就如同其他受到完全阻塞的血管，導致生命的所有機能停止，也就是死亡。當然還有其他次要原因也會帶來影響，例如氧氣供應量不足而發生的肺部疾病等。

科學知識也提到，白血球的負荷過重也會造成死亡，如我們所知，這就叫做血癌，英文原意為「白血化」，但我認為更精確的說法應該是「黏液比血液多」。當然，造成死亡的其他因素還有很多。

我問你，致命毒藥到底是什麼？現代醫學主張是細菌引起多數疾病，所以代表細菌是所有疾病、老化與死亡

的共同成因。毫無疑問地，疾病與其後果（死亡）大部分是起因於細菌，而我的實驗證實了黏液才是基本且主要的成因，與細菌理論唯一的不同點在於，**黏液是所有細菌的養分媒介。**

正如先前所見，當白血球——像是白色的死亡黏液物質——含量大過於血中糖分與鐵質含量時，就會危及生命。紅豔色澤與甜蜜象徵著生命與愛；灰白或蒼白色澤則代表了疾病與體內的黏液堆積，這是逐漸崩潰的象徵。

死前的掙扎是生物為了排出黏液的最後一擊，是活細胞對抗死亡細胞與其致命毒素的最後一戰。倘若白色的死亡細胞——也就是血中的黏液——佔了上風，心臟血管就會阻塞，同時發生化學轉變，全身的血液供給系統急速毒化，死亡立即迎面而來。

Part2
斷食必備指南

是否需要斷食、要持續多久，
都不是根據疾病名稱來判定，
而是依照病人的情況與活力降低的程度來決定。

5 自然之藥

自我療癒的祕密

要接受大自然的引領其實相當簡單，
看看生病的動物們吧！

　　大部分疾病是起因於錯誤的飲食習慣、不恰當的食物搭配、酸性食物與現今文明社會的非天然營養成分。該如何克服我們多數人因為無知而加諸於自己身上的錯誤行為所造成的結果？後面的章節就來談談這些內容。

自然的療癒力

　　數千年來，斷食都被視為大自然最極致的療法——除了少數例子之外，關於斷食的時間、原因與方法大多都已經被現代文明所遺忘。「人體一定要攝取營養良好的食物」是現今人人口中的口號，但所謂營養良好的食物到底是什麼？

　　許多可憐的受害者試過一輪又一輪不同學派的療

法，這些人大多較無頭緒，在黑暗中摸索並徒勞無功地想探尋真相，而其中最不幸的，就是他們在找到真相之前就已經撒手人寰。

傳福音者與聖醫們比較幸運，因為他們給了大自然一次機會。

過量接受藥物、手術、注射與疫苗的人，很容易成為觸怒大自然的罪人，而後演變成「盲人從盲師」的情況。然而，要接受大自然的引領其實相當簡單，看看生病的動物們，不需要所謂的科學藥物就能夠自我治療，這正是大自然關於自我療癒的最大祕密。

稍後章節中，我將提供關於適當食物種類以及熟食或生食等內容，藉以確保飲食均衡恰當，我也會解釋產氣食物為何會發酵的原因。

6 使身心靈回春的合理斷食

真正有效的斷食療法

你是否曾想過，
生病時為什麼會沒有食欲？

　　很顯然地，在這個逐漸退化的年代，斷食——而且是完全不吃固體與液體食物的斷食，其價值並無法受到一般大眾的認同，也無法說服傳統醫學領域的醫師。即使是自然療法也需要少說幾十年，才能發展成自然界中唯一萬用且萬能的解藥。

遭人誤解的斷食

　　更顯而易見地，斷食法仍然被視為「特別」的治療方法，也由於在各地都具有相當令人印象深刻的成果，斷食才得以在近年來成為全世界的風潮。

　　然而，即使某些自然療法專家也被如此風潮所吸引，並且自行創造了一些關於斷食以及如何結束斷食的所

謂原則與規範，卻未將不同患者的個別生理情況或疾病納入考量之中。

另一方面，斷食也受到諸多扭曲，讓大眾都認為在生病時少吃個幾餐會很危險，甚至可能因此餓死之類的，但事實上病患是藉此受到治療才對，大家都把斷食與挨餓畫上等號；醫療學術派的醫師普遍對於如此與自然界的自療與治癒法則相互違背、同時又受到大肆推崇的荒謬信仰頗有微詞。

藉「自然療法」之名行治病之實，卻未至少要求遵循些許飲食限制或改變，也沒有要求進行斷食的行為，基本上就是漠視了疾病成因的真相所在。

你是否曾想過，生病時為什麼會沒有食欲？還有，沒辦法看醫生、沒有藥房、沒有療養院，而且也沒有設備能對病情提供幫助的野生動物們又該如何是好？大自然透過這個例子教導我們，基本上只有一種疾病，也就是**過量攝取錯誤食物所造成的疾病**。

所以，無論這種唯一的疾病被冠上多少種名字，都只能透過一種解藥來醫治，那就是——中止提供身體所有會引起疾病的物質。換句話說，就是採取與過量飲食相反的行為：**減少攝取食物、改善飲食方式並準備進行斷食。**

斷食療法的失敗原因

　　各式各樣的斷食療法——特別是持續時間較長的斷食法——之所以會失敗，而且屢試不爽地失敗，原因就在於忽略了恰當的斷食方式，以及對於斷食期間的身體運作缺乏認知。

　　自然療法醫師以及斷食專家在需要悉心應付的斷食領域中，並無法一如往常地通盤掌握，我敢說，從古至今大概沒有其他人像我一樣對斷食法如此深入地研究、調查、測試與實驗。

　　就我所知，目前並無其他專家敢說自己曾跟我一樣，在身染重病的情況下進行過如此大量的斷食治療行為。在我打造出無黏液飲食療癒法前，我創辦了世界上第一座專精於斷食法並結合無黏液飲食的療養院，做為我不可或缺的首要條件。

　　除此之外，我還進一步以科學研究為目的，公開進行了數次斷食行為，斷食期間分別從二十一日、二十四日到長達三十二日不等，以公開發表我的療癒方法。而最後一次的測試，正是在政府官員嚴格的科學監督下所創下的斷食世界紀錄。

斷食期的生理運作

你們藉此得以明白，我透過自身實驗獲得斷食期間身體如何運作的實際知識。我稍早曾提過，身體機制可以比喻為一臺機器，現在想像一下這種機制：

由橡膠類物質所構成，經過了多年大量攝取食物的過度運作，使得組織及血管擴張，好容納大量的廢物殘餘；因此，持續過度負荷的身體對於血管與組織施加了異常的壓力。一旦你停止進食，如此過量的壓力會急遽釋放，原本高度擴張的血管與組織鬆懈，血液變得濃縮，並排出多餘的水分。

此過程會持續數日，在此期間，你不會感覺到什麼異樣，但當血管收縮時，堆積在血管內壁的黏液使血管通道變得狹窄，成為血液循環的障礙。藉此，在血液必須循環流經全身的過程中——特別是在組織中，血液會溶解並帶走黏液與其毒性物質，最後透過腎臟排出。

好轉反應

在斷食期間，由過量的錯誤飲食所堆積在最上層的

初級阻礙物會首先排出，使你感到舒服，甚至可能比你在進食期間的感覺更好。不過，正如稍早所述，當血流從受阻礙管道中開始運載溶解的黏液物質時，你的感覺會跌落谷底，你會跟其他人一樣，開始咒罵這種缺乏食物的感受；這確實很難受，但只有在停止供應新食物的情況下，全身的清潔過程才能啟動，到了隔天，你一定會在尿液中發現黏液物質。

　　一旦廢物從血液循環排出，你必定會覺得好多了，甚至感到比以往更加強健——這是廣為人知的事實，斷食者在斷食第二十一天的感覺，絕對比第五天或第六天的感覺好得多。

　　目前已經有大量事證得以證明，充沛的活力主要並非仰賴食物供給，而是**取決於不受阻礙的身體循環**（參照《無黏液飲食療癒法》第四課〈生命公式──V＝P－O〉），阻礙愈小，空氣供給愈大，就會使人愈有活力。

　　上述說明能使你對於斷食療法的性質有所了解，起初是先透過避免攝取固體食物，使身體得以從直接的阻礙中獲得舒緩，再來則是物理過程，利用收縮的組織及血管使堆積的黏液物質獲得釋放，並造成循環系統中的摩擦衝突與阻礙。

振奮人心的恢復案例

接下來是在斷食期間獲得強健體魄的例子：我的第一批斷食者中有位相當健康的素食者，在斷食第二十四日，他在山上健行了七十二公里之遠。

我和比我年輕十五歲的朋友在斷食第十天持續走了五十六個小時。

有位德國醫師是斷食療法專家，他出版了一本名為「斷食就是增加活力」的手冊，獲得跟我一樣的成效，但他並未發現如此奇妙活力的原因所在，一直到現在都還摸不著頭緒。

如果你在斷食期間只喝水，人體自我清潔的機制會像你在擠壓骯髒海綿時的效果一樣，只不過擠出來的髒汙會是黏稠的黏液，裡頭伴隨著膿液與殘渣，這些廢物會留在血液循環中直到完全溶解，最後透過腎臟排出，使你與身體都感到無限的輕鬆。

7 透過斷食打造完美體魄

安全斷食指南

何時結束斷食以及如何結束斷食，
是經由斷食期間的身體狀況來決定的。

當廢物留在你的血液循環中，你在斷食期間會覺得不舒服；一旦經過腎臟排出後你就好多了，同樣的過程會在兩至三天後重複進行，這能解釋為什麼斷食期間的身體感覺如此多變，也說明了你在斷食第二十一天為何會比第五天感覺出乎意料的舒服與強健。

錯誤斷食的危險

由於此清潔過程（透過持續收縮組織——組織變得精瘦）必須透過患者原本的血液成分來進行，若病患體內的廢棄物阻塞情形太過嚴重，那長期斷食——尤其是斷食過久的行為——可能會有危險。

斷食過久造成死亡者，並非因缺乏食物而死，而是

因體內原本的廢棄物而死，也就是說，其實是窒息而死。
更清楚地說：死因並非血液中缺乏維持生命所需的物質，
而是血液中的障礙物太多。障礙物的影響可以比擬氣壓，
甚至比氣壓更大，以至於身體機制「僵化」。

**斷食者應飲用檸檬汁，純檸檬汁、加入少量蜂蜜或
紅糖的檸檬汁皆可，藉以溶解血液循環中的黏液並使黏液
層變薄。**檸檬汁與各種果酸能中和黏稠的黏液與膿液。

曾經接受藥物治療或服用藥物者，採取首次斷食時
必須相當謹慎，因為藥物殘留會像食物殘餘一般儲存在體
內（我曾見過病患排出四十年前所服用的藥物殘留），當
這些毒素進入血液循環中，身體狀況很容易惡化或變得危
險，可能發生心悸、頭痛、神經質等症狀，尤其是失眠。
所有人都把這些症狀歸咎於斷食行為，尤其是醫生。

一次應該斷食多久？

大自然以動物世界中的殘酷事實解答了這個問題：
「斷食直到你好了或死了為止。」在我的估計中，如果
採取長期斷食的話，五十至六十％所謂現代的健康人士，
以及八十％至九十％的重症慢性病患，會因為本身的潛在
疾病而死亡。

應該斷食多久，這個問題不應該預設答案，即使確

切掌握患者的情況也一樣。何時結束斷食以及如何結束斷食，是經由謹慎觀察斷食期間的身體狀況來決定，當你發現身體循環中的阻礙愈來愈嚴重，而且血液需要新的必需營養才能抵抗並中和毒素時，就一定要結束斷食。「斷食愈久療效愈好」這種假設是錯誤的，你應該很快就能理解原因何在。

搭配無黏液飲食療癒法

　　人類是地球上最病入膏肓的動物，沒有其他動物像人類一樣如此違反飲食法則，並如此錯誤地飲食。這裡列出人類的智慧在協助自我療癒時能如何派上用場，透過無黏液飲食療癒法的原則來進行下列調整：

(1)透過逐漸改變飲食方式，改行無黏液飲食，並利用通便劑與浣腸，準備採行較簡單的斷食法。

(2)在每次斷食之間只攝取可幫助體內清潔的少黏液飲食與無黏液飲食。

(3)若曾經服藥，尤其是含有汞、硝酸鉀或性病治療藥物重

要成分——氧化銀，這類患者需特別留意。在採取斷食前必須讓身體循序漸進地調整成斷食前的準備飲食。

有「專家」建議可以持續斷食到舌頭表面乾淨為止，這對篤信不疑的「斷食狂」造成了嚴重的後果。就我個人了解，有位案例最後因此死亡，而當你聽見我還得治療因為過度長期斷食而病倒的病患時，或許會感到驚訝，原因稍後再談。

除了上述內容，各種治療方法——尤其是各種飲食療法，都應該先採取兩至三日的斷食法後再進行，這對所有患者都不會帶來任何傷害，無論病情多麼嚴重都沒關係。當開始先服用通便劑，接著每天進行浣腸，可以讓斷食過程更加輕鬆，而且同樣也沒有害處。

如何結束斷食？

了解該如何結束斷食，這是最重要的事，例如斷食後該吃什麼，這當然得依照患者的個人狀況而定，也大幅取決於斷食的時間長短。

下述是兩個極端案例，兩個人最後都送了命，但原因不在於採行斷食，而在於**斷食後的第一餐吃錯食物**，我們藉由這些案例來顯示這番認知有多麼重要。

　　第一位是偏食的肉食愛好者，受到糖尿病所苦，斷食一週後結束斷食，但卻在吃了椰棗後死亡。

　　另一位的年齡超過六十歲，斷食二十一天後結束斷食，斷食後的第一餐是素食（主要為水煮的馬鈴薯），他的身體狀況因此急轉直下，必須進行手術；結果顯示馬鈴薯所在的腸道產生收縮，腸道內被黏稠的黏液所阻塞，而黏液的黏稠程度致使患者必須切下一段腸子，該名患者於手術後死亡。

　　肉食愛好者的例子顯示，當可怕的毒素在斷食期間於胃部溶解後，便與椰棗的濃縮果糖結合並開始發酵（產生碳酸氣體與其他毒素），使患者無法承受如此衝擊。此案例中，要結束斷食較恰當的方法如下：

　　首先使用無害的草本通便劑，之後食用生的與熟的無澱粉蔬菜，加上一片粗糠麵包，德國酸菜（用鹽發酵的甘藍菜）也是不錯的建議。由於患者並未經過準備斷食階段，循序漸進地改變飲食習慣，所以身為肉食人士的他在斷食後應該先長時間避免食用水果。

至於第二名案例，就此年齡的患者而言斷食時間太長了，他也並未採行適當的斷食準備。

斷食鐵則

上述兩個案例相當具有教育意義，說明了該如何為每個人量身打造不同的結束斷食方式，以及採取劇烈的斷食法是錯誤的行為。總之，我想教導大眾的是與一般斷食專家不同的方式，我稱為「需細讀牢記的斷食鐵則」。

(1)斷食過後，**切勿攝取特別營養的食物**，這是錯誤行為。斷食後的數日內，每餐都應該具有通便效果。

(2)斷食後的第一餐愈快由身體排出，將胃腸中溶解的黏液與毒素排出體外的效率愈好。

(3)倘若斷食完第一餐過後的兩至三小時內並未排便，應利用通便劑與浣腸幫助排便。每當我斷食後，我都會在吃過第一餐的至少一小時後感到良好的腸道蠕動效果，而且感覺相當舒服。在結束長時間的斷食後，當天晚上我會花比睡覺更多的時間上廁所，這是正確的。

多年前我在義大利時，曾在斷食後喝下一千九百毫升的新鮮葡萄汁，而且立刻以水瀉的方式排出起泡的黏液。排泄過後，我幾乎立刻就感覺到自己變得特別強壯，好像我可以立刻做三百二十六次的深蹲運動似的。如此徹底地清潔身體——在斷食幾天後排除所有阻礙物質，馬上就使我的活力大幅提升！

你必須親身體驗過相同感受才會相信我說的話，你還會接著對我的鐵則深表贊同：活力等於排出體內阻礙後的力量，你也能了解，在斷食後補充所謂科學上的營養菜色是多麼荒謬。

(4)斷食時間愈久，吃下第一餐後的腸道運作效率愈高。

(5)**斷食後通便效果最佳的食物是新鮮的甜味水果**，尤其是櫻桃與葡萄，或是稍微浸漬過或煮過的梅子。然而，只有曾採取過無黏液飲食或低黏液飲食——例如曾採行過渡期飲食一段時間的人，才允許在斷食後攝取水果。正如剛才所提，**肉食愛好者禁止在斷食後攝取水果！**

(6)一般而言，建議在斷食後攝取生的與熟的無澱粉蔬菜，燉煮菠菜的效果尤佳。

(7)倘若斷食後第一餐並未造成任何不適，你的食量就可以隨心所欲。若**斷食後的兩至三日內只攝取少量食物而未**

產生腸道蠕動（某些「專家」提出的錯誤建議），這是很危險的。

(8)若你先進行充足的準備過程後才進行斷食，而且斷食後先吃的是水果，卻未在一小時內產生腸道蠕動，就應該多吃些水果或蔬菜餐。無論如何，你該吃到讓自己排出糞便，如此能清除你在斷食過程中累積的廢棄物。

斷食期的守則

(1)每天至少利用浣腸將腸道末段清空一次。

(2)在進行長期斷食前，先做好事前預備並偶爾使用通便劑，開始斷食之前一天務必先使用通便劑。

(3)盡可能呼吸新鮮空氣相當重要，白天儘量走出戶外，並在晚上打開窗戶保持通風。

(4)若覺得自己夠健壯，可以散步或做些輕鬆的體力工作；若覺得疲倦，盡可能多睡覺休息。

(5)在感覺虛弱的日子裡——尤其當廢棄物進入循環系統時，睡眠可能無法讓你真正的休息，而且會受到干擾，你可能會做噩夢，這是由於毒素流經大腦所導致。

若你在斷食療法期間產生疑慮或失去信心，就不斷重複閱讀以上內容與其他章節。別忘了你就像是躺在「大自然手術檯」上，這是全世界最一流的手術治療，而且還不會留下傷口！

然而，若體內循環中的毒素使你產生激烈的不適感，立刻進行浣腸並躺下，必要時請結束斷食，建議食物是生的與熟的無澱粉蔬菜，例如德國酸菜或燉煮菠菜。

(6)休息片刻後，應該緩慢起身，否則可能會引起暈眩，這是相當不適甚至令人恐懼的體驗，曾讓我在斷食初期極度懼怕，雖然這並非嚴重症狀也不需太過擔憂，但我知道有不少人在經歷過如此不適後就放棄了斷食。

斷食飲品

許多「斷食狂」認為避免所有飲料是最好的方法，所以什麼都不喝，只喝水。我認為飲用**少許檸檬汁加上少許蜂蜜或紅糖**，或者飲用**少量果汁**才是最好的。你想喝的時候就喝，但原則上一天不該喝超過一・九至二・八五公升。喝得愈少，斷食療法的運作效果就愈強烈。

在長期斷食中稍做變化，你應該也喝點新鮮無澱粉

蔬菜所製成的蔬果汁（例如生番茄等）。倘若在長期斷食中只喝果汁，例如柳橙汁，你必須極為謹慎，因為果汁可能造成毒素溶解太過劇烈但卻無法引起腸道蠕動。

我知道有些水果與果汁斷食法最後徹底失敗，因為過多黏液與毒素同時溶解得太過劇烈，而這些廢物一旦進入身體循環中，就會影響所有器官，只能透過腸道蠕動的幫助從循環系統中排出。

早晨斷食或不吃早餐計畫

一大早就把胃裡裝滿食物，是現今最糟糕的飲食習慣。在歐洲國家，除了英國以外，沒人的早餐是正常的，都只是喝點飲料搭配麵包。

人類唯一長達十至十二小時不進食的時間是在睡眠當中，而當胃部食物清空後，身體就展開排除累積廢棄物的排廢過程，所以大家起床後會感到不舒服，而且會有舌苔，完全沒什麼胃口，但是卻會想吃東西，而且吃完早餐會覺得好多了——這是為什麼？

這個謎題幾乎困擾了所有「專家」，他們相信是食

物中的滋養成分讓我們變得舒坦。但我發現，一旦你在胃裡填了食物，累積廢棄物的排除過程——也就是我所說的不舒服感受——會立刻停止，所以你才會感到舒服得多！

　　我認為，這項發現無疑解釋了為何我們會養成與大自然原意相互違背的進食習慣；這能帶來滿足感，好彌補我們對食物的正常需求。這種飲食習慣證明我所說的話：「生命是營養的悲劇。」體內累積愈多廢棄物，就得吃得更多，才能阻止廢棄物的排除作用。我有些患者每天晚上都得吃好幾餐，才能夠再次入睡；他們必須在胃裡塞點食物，好阻止對於黏液與毒素的消化作用。

　　如同我們的經驗一般，你剛醒來時或許沒什麼不適感，但你並未起床，而是躺在床上賴床並再次睡著，結果做了噩夢，第二次醒來時就感覺糟透了。一旦你起床走了幾步路或做些什麼事，身體就會進入與睡眠時完全不同的狀態，排廢過程會減緩，而把能量轉移用在其他地方。

　　如果你每天早上都不吃早餐，或許會產生一些無害的不適感，例如在開始的頭一兩天會有頭痛的狀況；在此之後你就會感覺舒服多了，工作效果更好，而且比以往更加享受你的午餐。

　　數百名重症案例光靠無早餐計畫就得以治癒，證明

了豐盛早餐的習慣是錯誤行為。你可以在早餐時間享用以往所習慣的飲料，如果你想喝咖啡，那就先喝咖啡吧，但務必避免固體食物！之後用溫熱的蔬果汁來取代咖啡，接著再改喝檸檬汁，**這種改變必須循序漸進。**

24小時斷食或一天一餐

早晨斷食所獲得的益處甚至可以經由二十四小時斷食來加以提升，這也很適合當做採取長期斷食以治療重症或慢性病之前的熱身階段。

最佳的進食時間是下午三點至四點，如果你正採取無黏液飲食或過渡期飲食，此時可以先吃水果（水果一定要先吃），經過十五至二十分鐘後再吃蔬菜；但食物應該要在一個小時內吃完，這才叫做一天一餐。

搭配無黏液飲食療癒法進行斷食

我曾提過，我已經不再採行長期斷食，事實上，若

讓病患斷食長達三十或四十天而且只喝水，可能會產生危險，因為會造成組織與血管收縮，以致分泌更多與先前服用過的藥物殘渣所纏結的黏液，若未提供食物的重要養分給身體，有可能導致自我毒化。沒人能在不傷害身體的情況下撐過這種斷食行為。

要採取斷食，就先從不吃早餐計畫開始，之後進行一段時間的二十四小時斷食，並逐漸增加斷食時間至三天、四天或五天，中間穿插無黏液飲食，這樣身體就能同時進行重建並獲得無黏液飲食才能提供的最佳滋養效果。

透過這種漸歇性斷食，血液的品質會逐漸改善與再生，並且能更容易負擔體內的毒素與廢棄物，同時也更有助於溶解並排出透過斷食而鬆動的多年廢棄物——這種廢棄物的存在幾乎沒幾個醫生想像過，也沒人知道該如何排除。這些是無價的無黏液飲食療癒法所能帶來的優點，而斷食是當中的必要元素。

急症斷食

《飢餓療法——奇蹟療法》（Hunger cures－Miracle

cures）是我讀過第一本斷食書籍的書名，內容是關於一位鄉野醫生的經歷，這位醫生曾說：「只要順從大自然透過食欲不振所下達的本能指示而中止進食，因疾病而發燒的人就不需以死亡收場。」

讓苦於肺炎而發燒的患者進食根本荒唐至極，「感冒」引起肺部組織的異常收縮，導致體內累積的部分黏液溶解並進入循環系統，此過程帶來了不尋常的摩擦衝突：發燒加上讓患者吃下固體食物如肉湯等，會使患者的病況加重，迫使更多燃料灌入已經過熱的人體引擎。

只要採取浣腸、使用通便劑、服用冷的檸檬汁並接觸房間內的新鮮空氣，許多肺炎患者就能因此得救；但是醫學專家有時並不情願遵從這種新的方針。

優質斷食助心靈重生

除了我之外，所有專家都認為你在斷食期間是在消耗生命力，但你現在必須了解，所謂的新陳代謝其實只代表了排除廢棄物的作用。

穆斯林或印度教的托缽僧是世界上最偉大的宗教苦

修者，他們通常都相當纖瘦。我了解到當身體清潔得愈徹底，進行斷食就愈輕鬆，也能斷食得愈久。這也代表當你排除所有廢物與毒素、避免攝取固體食物時，人體終於能首次在不受到任何阻礙的情況下運作。整體組織系統與器官的彈性──尤其是像海綿一般的肺部，能以截然不同的振動作用與前所未見的效率來呼應每一次呼吸。你的身心靈都能提升至更高境界，我稱之為「超然斷食」。

當你只吃下我建議的食物時，血液會奇蹟般地重生，頭腦運作也大幅提升，以往的生活就像一場夢，你終於能初次體驗到心思甦醒以帶來實在的自我覺知感受。

你的頭腦、心思、想法、志向與人生觀都會徹底提升至更佳的狀態，你的靈魂會伴隨著歡愉吶喊，並克服生命中的所有哀愁難題。你也會透過身體初次感受到生命的悸動，好像一絲電流使你不住愉悅地搖擺。你會了解斷食與高等斷食（並非心理與哲學層面的超然）是引領生命至更高境界的鑰匙，是更超然心靈世界的體現。

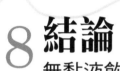

8 結論
無黏液飲食維持內在乾淨的身體

在我教人進行數千次斷食療法的過程中，
許多人光靠改變飲食習慣就能有所助益，
但是太過劇烈的轉變可能會帶來危險。

為了減緩並避免對健康產生任何影響，我建議你依
照我的過渡期飲食進行改變。

飲食轉換原則

從肉食習慣轉變至嚴格的素食或水果飲食，一定能
在最初幾天帶來更精力充沛的感受，但隨之而來的是讓人
感到虛弱、極度疲倦，可能還伴隨著頭痛與心悸。水果是
唯一的天然食物，可以鬆動並溶解黏液與毒素，使其經由
血液排出，而死亡的腐敗組織會受到推擠，使體內產生空
間容納新吸收的生命滋養物質。

此排廢過程會導致些許不適感，除非你能徹底信任

天然飲食的效果，不然身邊友人會試圖阻止你進一步進行體內清潔。

　　事實上，周遭的人會鼓吹你中斷體內清潔，好將你從他們所認為「會毀掉健康的行為」中拯救出來。你很快就會瘦下來，面容變得憔悴扭曲，憂鬱的感受也可能襲捲而來，但這就是療癒過程中的危機，一旦克服了，將能贏來超乎預期的健康身體。

　　我將所有食物分成下列兩種：

(1)黏液形成食物，例如肉類、蛋、脂肪、乳類與所有乳類製品、乾燥豆子、乾燥豆莢、扁豆與所有澱粉類食物。

(2)無黏液形成食物，例如所有蔬菜與水果，但有幾種蔬菜水果含有些許澱粉，所以只能算是次理想食物。

　　在過渡時期必須盡可能避免黏液形成食物。在你的身體經過調適後，走向健康的下一步就是無黏液飲食法，這種飲食法結合了非澱粉類蔬菜與水果。在過渡期飲食與如何正確選擇搭配食物的建議幫助之下，將能揭開關於生命最偉大也最重要的真相。

　　一般人在攝取肉類後所體驗到所謂的「強壯感受」

只不過是一種刺激作用，因為肉類對於人類而言並不具備任何營養。

其實，肉類的廢棄物與脂肪的板狀粒子就堆積在血管壁上，最後形成厚厚的襯墊，開始鈣化，以至於造成動脈硬化。動脈硬化的作用會帶來高血壓，而這是心臟病與衰老的主要因素，動物實驗已經顯示，肉食動物若只攝取熟肉的話會走向死亡，老鼠若持續在飲食中採行麵粉飲食的話也會死亡。

我的黏液理論愈來愈受到認同，並經過了諸多試驗，現在則倡導了「天然療法與飲食是已知療法中最完美也最成功的療法」。透過我的「合理的斷食」與「無黏液飲食療癒法」，原本受苦受難的人們如今不只有緩和病情的手段，更有了預防疾病的方法。我最強烈的渴望，是讓這種療法為全人類帶來更佳的健康與幸福。

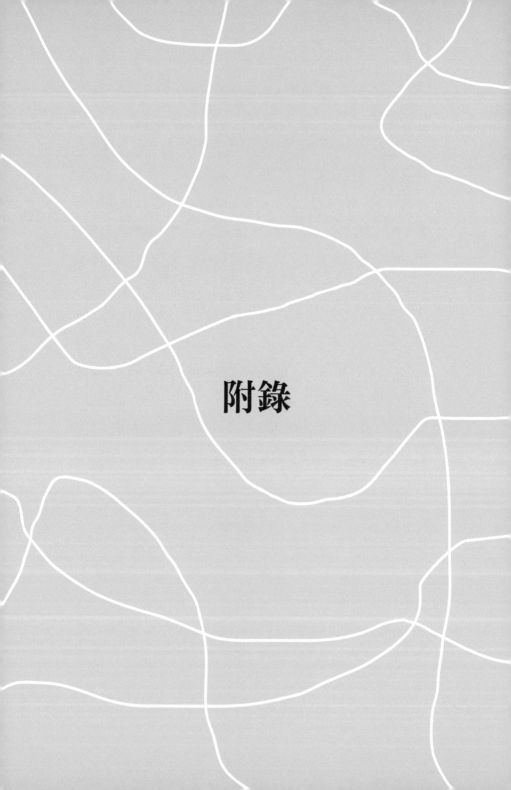

附錄

自此開始，
為阿諾・埃雷特教授所分別撰寫的七篇論文，
於此集結出版
以對於作者的基本概念提供更深刻的理解。

I 我的無黏液飲食與自然療法

超凡的健康做得到

埃雷特教授經由「自然療法之父」班迺迪克‧勒斯特醫師的贊助，對於自己的療法與這位贊助者的療法之間的相互關係進行觀察，他發現兩者療法能夠彼此和諧共融，而此篇從未問世的文章將解釋兩者應該如何結合。

當我首次提出「黏液形成飲食」是所有疾病的成因，以及我的「無黏液飲食」是唯一療方時，引起了各界的熱烈討論──甚至在自然療法界也不例外。就在不久之後，一位醫學教授建議所有醫師閱讀本書，其中對於這些飲食法多所描述。

在對於不到二十一位患者（我的第一批患者）的治療過後，我觀察到所有人都排出了黏液，此後，我更透過超過兩萬一千名案例證實了這點。就連所謂健康之人經過適當的排廢、斷食與飲食法過後，尿液中還是會出現黏液。標準分析書（Standard analysis books）顯示，黏液與膿液原子在顯微鏡下並無法相互區別。

萬病歸於一源

在許多自然療法中，只有高階自然療法能理解其實萬病歸一源，那就是由無法利用的食物成分所導致的體內雜質。這些雜質基本上都來自於會形成黏液的食物，而且這些雜質是黏稠、膠水與漿糊般的物質，通稱為黏液。

自然療法醫師應該立刻採納如此先進的事實與療法，並以其卓越的成功展現出凌駕於現今疾病成因與藥物治療理論的優點。自然療法醫師不就該表現出比所謂完整治療手段的普通「療法」（其實只不過是種信仰）更優良的結果，親身體驗如此超然的健康，並像我一樣成為對疾病擁有完善免疫力的榜樣，或是證實超然健康下健全免疫力的先驅嗎？

這就是「超凡的健康」，而且只能透過無黏液飲食與正確執行的斷食法來達成。

我們已經了解**錯誤且過量的食物是所有疾病的成因**，其唯一完整療方就是正確的飲食與斷食，這是大自然與生俱來的方法。即使是動物，也會在受傷或生病時順從本能進行斷食，這證明了大自然只有一種診斷方式，也只存在唯一的疾病，那就是**體內汙濁的問題**。

斷食離不開無黏液飲食

　　為何要把如此大量的時間與辛勞，耗費在其實可藉由自然療法進行的診斷上呢？例如像是對雙眼的診斷？為何對於正確飲食與斷食所投入的心力如此微不足道？

　　首先，因為我們目前所發現、能製造生命所需能量的正確飲食，尚未受普羅大眾所知悉；第二，人們長久以來都以過於粗劣的方式進行斷食；第三，飲食與斷食並未妥當地相互結合。因為大自然透過斷食來治療所有疾病，所以飲食一定是疾病的根源。

　　為何人們對於飲食學所付出的心力這麼少？為何總會對於飲食產生爭執與困惑？為何人們甚少利用水果或無黏液飲食法？為何水果與蔬菜等對於製造生命能量的功勞如此受到漠視？最真切的原因在於：

　　第一，因為人們對蔬菜水果尚未透徹了解，或者僅將其視為佐料、餐桌上的裝飾配菜、幫助排毒的手段，而非將其視為產生卓越能量的源頭。第二，要進行成功的斷食法，必定要利用蔬果搭配「低黏液」飲食來做為斷食前的過渡期飲食。第三，這種飲食法是經過科學驗證並實際證實的，是能帶來我們稱為超凡健康的唯一飲食法。

疾病是療癒的一種過程

疾病是身體自然且睿智的**自我排汙作用所造成的有益結果**，我們稱這些髒汙為黏液，而當中其實包含了其他諸多有毒混合物，其中最大宗的就是黏液。只有在你停止進食後，大自然才能完成清潔工作，基於此原因，你的胃口會降低，即使只是單純著涼感冒時也一樣。

在大自然的法則壓抑或阻斷對於食物的渴望時，為何人們不順勢減少進食量或斷食呢？因為人們不了解身體虛弱伴隨著胃口低落其實是療癒的過程，體內髒汙正經由血液排出。**人類在進食或者治療疾病方面，都比動物來得退化許多。**

文明使我們的體外環境變得更清潔，但體內卻是髒得一塌糊塗。沒有人能想像或體會這點，除非他曾藉由斷食與飲食控制的方法來治癒數以百計的病患——就像我一樣。地球上沒有任何動物如同所謂的文明人類一樣，體內塞滿了由過量飲食與非天然食物所造成未消化、發酵與腐敗的食物。

如果有人未經妥善指導準備過程，就斷然採行水果飲食、無黏液飲食或斷食，那體內的腐敗物質——大部分

是黏液——就會溶解並流經全身上下，然後進入血液系統，造成自己所無法理解的極端虛弱現象，而這也很可能會危害生命。

斷食前後需經審慎評估

有位傑出的非自然療法醫師提出了錯誤建議，認為在斷食前應該增量飲食，連肉也一樣；其實這跟正確做法完全顛倒。

在我準備進行四十九日斷食的「鍛鍊期」，我在嚴格的觀察之下採行超過兩年極為嚴謹的無黏液飲食，並曾進行過兩次短期斷食。斷食界的「大師」是東方印度的托缽僧，他們的身體幾乎只有皮包骨，最為錯誤的觀念，莫過於如一所療養院的人士所宣稱的，認為身體會在斷食期間「崩潰」，或自我吞噬成為「食人魔」。

我的經驗是，肥胖人士或體內充滿黏液之人在斷食期間最為難受。瓦解後的黏液進入血液中，加速了身體極度虛弱的現象，感到虛弱的次數更多，在恢復體力之前的虛弱期也拉得更長，所以這些人比起毒素阻礙較低的纖瘦

之人而言，才是更危險的案例。肥胖人士——例如肺炎病患，會因自身的有毒黏液或自我中毒作用而窒息（堵塞），沒有人是餓死的，但卻會因為自我毒化而死，而**自我毒化作用常因斷食結束後的錯誤飲食而加劇。**

國內常建議飲用柳橙汁，對某些案例而言是正確選擇，但對於肥胖之人或嚴重累積黏液者卻相當危險。柳橙汁是理想食物，但跟斷食者胃裡的可怕毒素結合後，會加快被血液吸收的速度，而此作用很可能會傷害患者。

雖然斷食與無黏液飲食在鄉野大夫眼中看似簡單，但其實還需要多加研究，因為每位個案所需要的預備飲食內容與斷食長度都不同，必須由專業人士進行監督。採行無黏液飲食的準備作業與短期斷食，對所有人而言就像是通往超凡健康的「鑰匙」。

若對於無黏液飲食並未充分了解前，就從現代文明的「可怕」飲食習慣中斷然改變，對大多數人而言都會很危險。現今所謂健康之人，並不了解體內其實累積了多少會導致自我毒化的廢物。

這就是醫師與鄉野大夫都對正確飲食與斷食方式多所誤解與誤用的原因。自然療法醫師必須先認識每個階段的正確飲食方式，並了解自己該如何準備、進行與結束斷

食療法，再提供患者建議，如此一來才能發揮預防疾病與
提供完善療方的作用。

錯誤且過量的飲食導致疾病

　　文明化的飲食習慣讓人類陷入具有患病條件與流行
性疾病肆虐的糟糕處境，百歲人瑞如今就像鑽石一樣稀
少，沒有人能在不生病的情況下壽終正寢，這些後果都是
人們的無知與盲目訴諸藥物的錯誤教義與行為所導致。

　　不證自明地，文明國家充滿錯誤與過量食物的飲食
習慣，是所有現代病痛的基本成因與根源；同樣不言而喻
地，身為受過特別教育並準備充足的專家，我提出的無黏
液飲食與以科學手段進行的斷食法，是唯一合理、單純、
天然且絕對可靠的「特效藥」，能帶領人類回到從前我們
所享有、比現在更佳的超然健康狀態。

　　我在歐洲的十五年經歷中（當中的十年投身於建立
療養院），已然成功治癒過許許多多患有所謂不治之症的
患者——甚至包括物理療法所無法治療的患者。

　　當我開發出無黏液飲食並與我所改良的斷食法結合

為療法，再做為主要療方時，我的患者不僅能恢復原本的健康，還擁有極佳的效率與耐力，此外，他們不但具有對疾病的免疫力，更能達到先前所說的超凡健康狀態；這種狀態代表身體的所有機能都獲得了改善。這些說法先經過我自己的親身證實，之後也成功的使其他人一同受益。

過渡期飲食的重要性

為了確保這些療法對每一位親身體驗者或患者都能確實發揮效果，從錯誤的飲食習慣轉變至無黏液飲食的過程必須透過我在「無黏液飲食療癒法」中所提及的過渡期飲食緩慢進行。

過渡期飲食的內容必須是低黏液——也就是「低黏液含量」——的食物，並根據不同個案的年紀、身體狀況、職業、實行氣候與季節等因素個別規劃。

首次過渡期飲食的內容，必須在試行一段時間後，根據身體所產生的反應來加以調整，並逐漸轉變至無黏液飲食，直到體內的黏液鬆動溶解為止，經過如此清潔作業的身體就可進行短期斷食，如此過程可實行至體內達到理想的清潔狀態為止。

結論

我已經詳細敘述了本書中關於無黏液飲食與改良斷食法的概念。無黏液飲食或多或少能適度地結合自然療法中的物理療法，以達到良好成效。

為了讓自然療法進一步發展，並使其有助於對抗錯誤療法，必須要展現出長足的成功才行，不應該只滿足於短暫的舒緩感受（麻醉藥就是如此），而必須帶來完善的治癒效果。我有不少患者都受益於自然療法，但並未獲得完美的治癒效果或得以對病痛免疫。

倘若我們最終想從醫藥中解放，或是想擁有無藥治療的淨土，就必須要在治療效果上獲得更大的成效，而不該僅著眼於文獻與口舌之爭。

透過我上述做法能確實達成這樣的目標，而且無黏液飲食絕對是關鍵所在，光靠無黏液飲食就能帶來如此重大的成效，但若將其與經改良後的方法相互結合，成果更是驚人，會讓許多人都說「太神奇了」。

II
無黏液飲食
療癒系統
重拾人體的自癒本能

當埃雷特教授在加州積極推廣療法時,他受到美
國自然療法學會(American Naturopathic Association)會
長班迺迪克.勒斯特醫師的邀約,投稿論文至該
學會第二十四年的年會上供人閱覽。
這篇於一九二〇年九月二十四日在紐約海軍准將大
飯店受會議代表所閱覽的重要論文,將於本書中
首次公開。

　　各位先生、女士,我受邀於這次的會議中呈交此
文,以對於我所開發的療法提出概述,而我也很樂意應允
此次的邀請。
　　從無藥自然療癒法——或可說是自然療法運動——
開始以來,人們已經接受無論疾病的症狀為何,其成因都
是由一般認為的外來物質所形成的阻礙物所構成。因此,
自然療法包含了排除這些致病物並中斷物質來源的治療方
法在內。
　　無需多言,這類致病物質的來源就是我們所吃下肚

而無法利用的食物殘渣，可能是源自於過量飲食，也可能是吃下有害食物，抑或兩者皆是。

飲食才是關鍵解藥

自然療法對於飲食規範已經付出了長足心力，但仍未了解食物雖然是健康的基本原則以及構成要素，卻也同樣是疾病的源頭與溫床。換句話說，無藥療法這門學問並未充分解釋疾病的基本成因——也就是這些外來物質，正是由於錯誤與過量飲食所導致未經消化、未經排除且腐敗的食物成分。

所以最重要、最合理也最顯而易見地，**無藥療法的主要元素應該包含飲食規範在內**，其中包括了妥善實行的斷食法，尤其是當患者疾病的主要因素源自於過量飲食時更應如此。

飲食是脊骨神經醫學醫師們的弱點，這已是「公開的祕密」，因為無藥療法學門缺少了以科學與基本原則為基礎、真切且完善到足以適用於各種疾病的飲食系統。

「無黏液飲食療癒法」完全滿足了這些訴求，因為

透過我在歐洲與國內超過十五年的經驗，已經證明了其確實為療癒過程的主要元素，此種飲食法在人體內的運作方式與動物們與生俱來的自癒方式無異。由此可證，這無疑是生物體本身**唯一具備的自然療癒作用**。此療法是以我的黏液理論——已經證實無誤——為根本，也闡明了以往對於各種疾病的難解之謎。

致病物質的真面目

致病物質大多為未完全消化且腐敗的半液體物質，此種狀態即為一般認定的黏液狀態。其實很容易證明，採行雜食性飲食習慣或攝食澱粉類的素食人士們，體內或多或少都受到黏液所阻塞，但不一定會生病。這可說是所有疾病的成因，而且是源自於小時候——甚至更早，就在開始食用肉品、動物食品、脂肪與澱粉類食物的時期。

各界學者與科學家長久以來都認同，這類食品並不適合人類攝取，因為大部分都無法經過完全消化，而與胃液產生反應形成有毒黏液，再進一步腐敗、發酵，產生氣體、酸性物質與各種毒素。這些物質相當黏稠，阻塞了體

內循環系統，所以身體會需要例如「感冒」之類的衝擊來啟動排除作業，將部分黏液排出體外。

　　若只訴諸於物理治療，而不改掉攝取會形成黏液的食物以及過量飲食的習慣，頂多只能排除一部分的廢物。所以，既合情合理又不證自明地，你若想要藉由物理治療完全痊癒，就必須中止這種**致病流程**。

　　斷食與減少飲食只能解決過量飲食的問題，還須以不會形成黏液形成食物取代會形成黏液並導致疾病的食物。發明或創造斷食法與水果療法及改善飲食法的先驅並不是我，這些方式早在長久以前就被視為自然療法的有益因子了，而我所做的，是將這些方法結合成系統性治療方式，創造出這種全新療法，並將其命名為「無黏液飲食療癒法」，在此之前，我的黏液理論已經證實為所有疾病的根本成因。

　　無論斷食或水果飲食法，都未曾在根據病患個案狀況嚴格調配的條件下實行，但只要將其結合為「系統性體內清潔作業」，當可獲得相當卓越且令人滿意的成果。

　　醫師與普羅大眾似乎對療癒飲食與滋養飲食兩者間的重大差異幾近全然無知。攝取水果是相當理想、實際與天然的滋養飲食，而無黏液飲食則是療癒飲食，當中包含

了生食與熟食水果、無澱粉蔬菜與葉菜類蔬菜，以及低黏液的特製穀類。

黏液毒素的危害

　　無論所患的疾病叫做什麼，特殊診斷或醫學診療並非必要手段，體內黏液的阻塞量與黏液毒素的活性才是首要重點，接著需著手於病患體內的黏液阻塞影響其生命能量的程度。

　　無論患者是否能進行勞動或欲進行勞動，或患者因排毒作用的速度而感覺虛弱無力，都需視療法進行中的虛弱與不適程度來立即控制與調整治療步調。

　　黏液毒素的化學作用降低了神經以及肌肉系統的運作，而觀察這些現象如何影響不同個案的生物機能與生命力，就是所謂的診斷過程。

　　若認為只有血液會受到影響、變得汙濁、充滿黏液與毒素，這是錯誤的觀念，因為全身上下最深層的組織中都會有黏液存在，體內黏液含量其實比預期還高得多。有鑑於此，藉由無黏液飲食將體內黏液鬆動溶解的過程中，必須極為謹慎，不可太過劇烈或太過大量釋出，因為這會

使排泄系統組塞，使已經虛弱的生命力更加受損，導致嚴重後果；甚至可能死亡。

這點極其重要，而且也解釋了為何以治療為目的飲食法如長期斷食、未經妥善準備的斷食以及劇烈的水果飲食法時常以失敗收場。

我的診斷是以我對於前述觀點的知識，搭配不同個案的整體概況所得出的論點，同時判斷患者對於溶解體內累積的黏液能承受多快的步調，並且建議患者採行過渡期飲食，自原本容易形成黏液的飲食習慣循序漸進地轉變至無黏液飲食。

一旦體內大部分的黏液「存量」經過溶解排出，就建議進行嚴格的無黏液飲食法，必要時可搭配長期或短期斷食，端看患者的狀況而定。

蔬果完美的清潔作用

應該要特別注意腸道蠕動的情形，因為腸道是排除廢物的主要器官。可以暫時使用人工手段進行輔助，但**無黏液飲食才是唯一徹底且完善的清道夫**，它可溶解黏著在

腸子與結腸內壁的乾燥黏液；同時供應血液適當的元素，藉以溶解積存於消化道管壁上阻礙蠕動的黏液。這正是治療便祕的最高原則，而且並無其他食物或通便劑能達到如此成效。

無黏液飲食中的水果提供血液最佳的養分，也是溶劑，而無澱粉蔬菜與葉菜類不只能提供適當的礦物鹽，更是最新發現、具有豐富脂溶性與水溶性維生素A、B、C的食物，不論那些神祕的微量元素是什麼，蔬菜的纖維仍然像掃把一樣將消化道打掃乾淨。

無黏液飲食的營養價值比其他食物還高，這點可透過解讀標準分析表的結果來證明。國內與歐洲幾乎在同時期發現了無黏液飲食的治療與滋養價值，而我是透過自己的長期經驗、測試與實驗後發現，碳水化合物的葡萄糖才是生命力與生命必須能量的來源，而不是蛋白質，進而發展出我的療法。

一九〇九年我為歐洲健康雜誌撰文譴責新陳代謝理論，並於一九一二年得知洛杉磯的湯瑪斯・鮑威爾醫師也有同樣的發現，並正透過含有他所謂「組織碳」的食物研發出卓越的療法，而這類食材就是能在消化過程中發展為葡萄糖的食材。

人體具有長達數千公尺且細小到幾乎看不見的管路，血液循環在管路裡頭流動，就像是抽水馬達中的水一樣。若血流中含有來自錯誤飲食中的黏稠黏液，人體機器就必須在持續的摩擦環境中運作，就如同汽車踩了剎車會慢下來的道理一樣。

這解釋了長久以來關於人體虛弱、高血壓、發高燒與發炎現象的謎團。無黏液飲食法的療程中，同樣的摩擦衝突仍然會發生——因為黏液正被溶解並帶入血液中，但只會週期性地發生，因為血液無法一次運走所有的黏液。

人們不甚了解就一味地使用最新的斷食法與水果飲食法，缺乏系統性的條理，所以大部分都以失敗收場。這或許是自然療法尚未獲得多數人關注的原因，大眾也無法充分理解自然療法這兩項元素的偉大價值與重要性。

使身心靈愉悦的療法

無黏液飲食療癒法及其超凡成效經過我所提供、數以千計患者建議的徹底驗證，當中多數患者都曾被宣告「無法治療」，包括癱瘓、失明、耳聾、癲癇、結核病與

糖尿病患者在內，而我罹患「布萊特氏病」的治療過程，就如同讓我習得這些知識並由此畢業的學校一樣。

我不只身體完全康復，連心理層面也由錯誤飲食所導致的情緒低落及心理障礙中解脫，邁入嶄新的生命階段。我藉此確實建立了唯一有效的疾病預防方法，也獲得全新的健康狀態，帶給我絕佳的效率、體力與耐力。這種全新的健康不只針對身體，也顧及了心與靈。我的內心對於提升自我與全人類的觀念已臻至巔峰，靈魂的光彩也顯露出接受富足灌溉的遠景，但這卻非言語所能表達。

在二十年前試圖拯救自己性命的那幾年期間，我幾乎試過了所有的無藥療法，大多時候，我都能夠因此獲得舒緩，但結果卻往往會讓人變得頹喪，因為我發現自己始終無法痊癒。直到我將斷食法與蔬菜水果結合，並將其視為對自己負責的表現，並利用我所學到的一切，才真正讓自己康復。

此後，在我提供建議而治癒的數千名案例中，我發現必須教育眾人這項觀念，**所謂的治療，其實是靠自然的自癒過程，並輔以最佳的協助而達成**。每一個不同個案的療法皆必須量身打造，治療師一定要對各項細節具有實際的知識，並以自身表現出完善療法所獲得的實際成果。

減緩對錯誤飲食的口欲

你可能認為，病患會不情願放棄原本的「美食」，但就我的經驗而言，要看患者的病情程度嚴重與否，以及患者曾為了尋找「解藥」進行過何種嘗試而定。

假如患者相信我們的療法是治癒疾病的最佳或唯一選擇，他們就會願意立即做出改變，而療法的效益所帶來的愉悅心情會使患者們成為信念堅強的追隨者，也會是最誠摯的支持者。

倘若飲食療法令人不悅，就無法成為具有療癒效果的飲食法，這當中有極大部分是取決於醫師所提供的建議、過渡期飲食的改變過程，以及食物的搭配方式。無黏液飲食法會使口味改變，並將對於錯誤食物與刺激性食物的欲望，改變為對於真正的養分與健康食物的渴望。

有項重要的事實如下：任何以各種療法都無法治癒的慢性疾病，可以很快地透過無黏液飲食療癒法獲得助益，而只要是得以治癒的疾病就能夠痊癒。這種療法可以與各種物理治療結合，讓你更快獲得更令人滿意的成果，還能改善收益並幫助自然療法更加成功，這是自然療法的自然定律與努力奉行自然療法所應得的回饋。

自然療法必須對抗人類最大的惡行——無知，而無知的結果就是疾病，以及其他可帶來短暫舒緩效果、在最後宣稱患者痊癒了，但實質上卻使患者比以往更加惡化的異端學派。

　　另外就是「八爪章魚醫療信託」（Octopus Medical Trust），試圖伸出觸手扼殺各種療法，卻使其本身的危害與蒙蔽大眾的品牌獨大，其當前日益壯大的影響力已經帶來難解的後果——除非自然療法界能獲得更大的成功。我們能否提供全人類關於大自然定律與療法更加全面的認知，使人類從疾病與所謂「現代文明」的邪惡中獲得救贖，並引領自然療法邁向更輝煌的勝利呢？

III

人體滋養的真相與戰勝暴食

飲食的迷思

埃雷特教授的這篇文章時至今日首度曝光，本文
提供簡明扼要且實際的指引，讓我們能完全了解
他用來對抗「營養悲劇」的理論。

　　在我指導過數以百次的斷食療法後，數千人在我的
指導之下都或多或少改行水果飲食法。**過於急遽轉變為水**
果飲食會造成問題──即使是全然健康的人也一樣，這一
點到目前為止都被大眾完全誤解，倘若不正確地改變飲食
或未依循任何指示而魯莽改變，會帶來諸多風險，甚至落
入危險處境。

　　為了要舒緩、避免任何健康上的不適，並且以新的
且更佳的食物來替代以往所謂的珍饈饗宴，我在轉換為純
粹水果飲食的過程中，開創了所謂的少黏液與無黏液飲食
法，關於這點我們將稍後再提。

　　若有肉食愛好者或素食人士突然改行嚴格的水果飲
食，會發生與斷食人士相同的不適問題，只是影響沒那麼
嚴重。並不例外的是，他會先感到狀況稍佳，更活力充

沛，但只限於初期幾天；之後就會感到虛弱、更加疲累，可能會伴隨頭痛或心悸。同時，尿液中會出現大量的黏液分泌，並且具有磷酸鹽、脂肪、尿酸以及以往所服用或施用過的藥物成分。

水果飲食的誤解

水果是唯一的天然食物，能夠鬆動及溶解體內穢物與過量及錯誤進食所造成、未經充分排出的食物殘餘，並透過血液循環排出。

開始採行水果飲食法的同時，也就開始了身體的療癒作業，就如同斷食一樣，會使身體失去體內原本的物質平衡，這並非起因於這些天然食物缺乏白蛋白，而是因為真正具有生命力的食物正在將全身上下組織中所堆積的腐敗物質清出。

所有體質問題與疾病形成的再生條件都藉此排除了，體內的髒汙，以及因暴食而形成、所有疾病主要成因的穢物都會開始排動。天堂中最理想的飲食方式希望將你帶回最純粹的純淨中，因為天堂中沒有疾病與痛楚。

人體引擎具有強大且永不止息的自我清潔能力，只要你提供人體機會——也就是採行斷食或攝取白蛋白含量少的食物。**所有疾病都是身體渴望進行這種清潔作業的表徵**，而大自然會透過讓人們缺乏食欲來暗示我們身體即將進行清潔作業。

科學界的官方認知對於該如何展開水果飲食法，以及所有疾病的性質都缺乏正確理解。科學界將食欲解釋為食量不足造成的物質失調，並將分泌物解釋為病理症狀。

透過血液循環進行排毒，會對健康狀況產生不同程度的影響，並引起身體想要大啖以往那些珍饈饗宴的欲望。展開水果飲食法的人，周遭的朋友們會覺得困惑與震驚，因為他變瘦了，而友人們會鼓吹他中斷這種體內淨化的過程，重拾大吃大喝的習慣。即使是最堅信不移的人，也會因此存疑並搖擺不定，最終受到誘惑而放棄如此「眾人嫌」的飲食法。

過渡期飲食

我將所有食物分成下列兩種：

(1)黏液形成食物。

(2)無黏液形成食物。

第一種食物包括：肉類、蛋、脂肪、乳類與所有乳類製品、乾燥豆子、乾燥豆莢以及乾燥扁豆；另外，還包含了所有的澱粉類食物。

第二種食物包括：所有蔬菜與水果。有幾種蔬菜水果含有較多或較少澱粉，澱粉含量愈少，就是愈佳的食物選擇，因為澱粉其實就是未經發展的葡萄糖。

我建議最好是藉由黏液含量少的食物搭配來展開過渡期飲食，亦即愈多無黏液形成食物愈好，愈少黏液形成食物愈好。接下來的下一步就是無黏液飲食，也就是無澱粉蔬菜與水果的搭配。

排除部分黏液並減少攝取形成黏液食物，就是我所稱的少黏液飲食。麵粉類食品可透過烘烤或烘焙方式來減少其中的黏液；無黏液飲食是盡可能選擇無澱粉蔬菜與水果的搭配組合。

藉由此種過渡期飲食的幫助以及專家所提供關於正確搭配食物的知識，身體還算健康的人便可以輕鬆地邁向純粹的水果飲食。

不用跌跌撞撞，也不用再次失去信心，就能讓你觸及關於生命最棒也最重要的真相，這就是最純粹、最佳也最完美，同時也是最便宜的滋養方式。病態的暴食行為會自動消失，因為你已經讓自己確實也正確地獲得滋養，而且不需要藉由過量飲食來滿足撐大的胃，也不必使用未來會導致疾病與死亡的物質來發揮刺激效果。

戰勝暴食

暴食的主因並非心理層面的駑鈍，或是為了滿足對異常食欲的熱情。暴食是神經衰弱的狂躁症狀，是高漲、激烈且如中毒般的神經系統病理狀態，對消化器官尤其如此，似乎必須塞進愈來愈多的食物，才能明顯帶來暫時性的滿足感。

為了獲得滿足，有暴食毛病的人會持續增加攝取量以及「食物」所帶來的快感，就如同酒鬼會不斷增加烈酒的飲用量一樣。暴食之人有時候也會因為吃得太多而「餓死」；或者說，較常發生的情況是，器官與全身的系統都拒絕運作。

過去的經驗告訴我們，自願減少食物或暫時性斷食的行為讓暴食之人難以接受，對於現今的一般人而言也一樣。他們的心理被暴食的狂熱所佔據，身旁也受邪惡的誘惑所環伏，光是在吃的方面自我否定的想法，就會使他們充滿恐懼，他們也無法忍受減少在悲慘人生中所能尋求最方便也最愉悅的樂事。

　　如果奪走他們如此錯誤且對現代人而言似乎不可缺少的樂趣，就必須以自然、健康且更優質的方法來取代。人類有尋求樂事的權利。

　　我曾認識一位從印度返鄉的英國人，他說：「直到嚐到在鳳梨株上成熟的新鮮鳳梨，我們才會了解生命的滋味。」而我表示，我的眾多學生們都說過同樣的話：「你必須在斷食後品味過單純的水果餐，才能稍微窺知極樂天國般的愉悅。」

　　當我們受到環境所迫使，大部分的人都能成功戰勝暴食。但另一方面，我想證明另一條更佳的道路，當你們見證我想展現的真相時，一定會欣然接受。

　　克服暴食的最佳方法是以相反的樂事來取代，也就是透過新的飲食方式來達成。我們的口味會有所改變，舌頭對於食物的強烈渴望也會消失。在改變成水果飲食法

後，你會比以往更加享受每一餐所帶來的愉悅感，你也會感到自己的存在感更臻超然之境，因為你已經通過手持烈焰利劍的守衛天使，來到天堂樂園的大門前。

總而言之，我想提供你們對於食物價值最直斷的批評，而且不需要扯到什麼高深的科學理論。

對於食物價值的厲聲評斷

肉類對於人類完全沒有營養，我們在吃肉過後感受到的所謂強健體力其實只是一種刺激作用。就連純肉食動物也會因為只被餵食煮熟過的肉——不包含當中的血液與骨頭——而死亡，純粹餵食蛋、牛油或白麵包的情況也一樣。**如果只餵食白麵粉，就連老鼠也一樣會死亡。**

上述都是經過實驗所證實，沒有人可以只靠這些所謂的優質食物來過活，另一方面，我還比較願意只吃一種水果過活，同時還可以從事勞力工作呢！

蛋類與脂肪會造成體內最糟糕的髒汙，這是在我所經營的療養院中，從以往主要攝取蛋類與脂肪的斷食者身上發現的。我曾收過一位百萬富翁，他過去是脂肪類食物

愛好者，斷食期間透過流汗排出了脂肪一般的物質——就像融化的牛油一樣厚重。

經過烹調與濃縮的乳品更糟，稱得上是形成黏液食物的第一名。嬰兒或許可在某種程度上靠這種乳品賴以為生，但滋養的效果如何，可以從嬰兒的高死亡率來判斷。攝取所有澱粉類食物都像是繞遠路在吸收葡萄糖，而葡萄糖可用於幫助血液形成；吃下一顆無花果，就能獲得比半公斤麵包、米飯或馬鈴薯更豐富的營養價值。

乳品與澱粉類食物是素食饕客們的絆腳石。乾燥的豆子、豆莢與扁豆造成痛風與風濕的程度與肉類相同，這是由於其中含有高百分比的白蛋白所導致。較為無害又較為營養的食物就是所有綠色蔬菜，因為含有珍貴的礦物鹽，我都把蔬菜當做墊腳石來幫助我們達到更高境界，使我們成功邁向水果飲食法。

人類最理想的食物

水果是人類的適當營養來源，由水果中的化學成分組合與母乳相似這點得以證明；最重要的是，水果的白蛋

白含量極少。倘若母乳足以確保嬰兒健康成長，那水果又何嘗不是成年人的理想食物呢？

最決定性的驗證重點在於母乳的甜味，當中最重要的營養元素並非白蛋白，而是有機碳，也就是所謂的「葡萄糖」，水果中除了水分外，含量比例最高的就是葡萄糖。各種水果都含有人類所需所有養分的理想搭配。

你曾相信過，人類能利用化學作用與火來創造比造物者在創世之時所賜予我們的一切更加超凡的事物嗎？就解剖學與物理學角度而言，人類與猿類屬於近親關係，這點就連科學家也表示認同；那麼，當造物者創造萬物的飲食律法時，又是基於什麼考量將人類與豬分門別類呢？

水果是人類的理想食物，關於這點最決定性的證據在於，人類能夠透過單純的水果飲食來治療慢性疾病。我在試過各種方法都徒勞無功後，成功利用水果飲食法治癒了重症慢性病患，我也透過斷食法與嚴格的飲食控管治好了自己的蛋白尿，並且獲得以往從未體驗過的健康。我曾監督過數以百計的患者採用此種療法，而且成果極佳。

假如水果具有療癒能力並能使我們重生，那水果當然就是讓人類維持理想健康的最佳食物。現代的生活可說是營養的悲劇，文明帶來的詛咒就是對於金錢那狂熱般的

執著，以至於我們會很享受坐在豐盛佳餚的餐桌前——而且一天三次；殊不知人們卻不了解，這麼做就等於不斷侵蝕著我們的健康，最後提早步入棺材。

我希望你們能從真相的曙光中看穿營養帶來的問題，如果你決定讓飲食習慣改頭換面，你就能透過這番新的飲食原則來獲得成效。而且，你也將以前所未有的絕佳成效為國家奉獻。

藉由我所提供的準則，你讓自己獲得了最佳的餽贈，因為這是使你邁向經濟獨立與理想健康最簡單且寬廣的道路。再者，居住在世界上水果最豐富的親朋好友們，也應該藉此成為偉大先驅，以親身依循理想飲食法的方式，協助其他正在受苦的人們戰勝暴食。

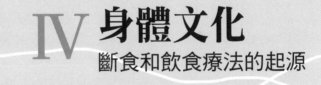

IV 身體文化
斷食和飲食療法的起源

本篇論文中，埃雷特教授將飲食法與斷食法相互連結並搭配身體文化來實施，以達到古希臘所盛行的文明風氣。

對於「文明」一詞較嚴謹的詮釋僅包含靈性的文化；而「文明」一詞的科學意涵可意味著人類的尊貴與盡善盡美，當中囊括了智慧、道德與審美觀的特質。

儘管如此，我們發現歷史上最高度的文明（希臘世紀的古典年代）結合了高度發展的身體文化，或甚至可說是以身體文化為基礎所發展而成。

不同地，你或許會想到中古世紀在文明史中被歸類為靈性上的停滯期——因為當時只有單方面、幾近唯一的宗教發展，而完全無視於身體的文化。尼采說的或許沒錯：「基督教剝奪了我們身邊所有的古典文明。」他既然有此說法，表示他的思維並非僅侷限於靈性層面，更有大部分是意指古代希臘羅馬民族的身體發展。

西方文明的哲學都是以希臘思想為基礎，除此之

外，所有科學領域所流傳的文字珍寶也大多是源自於希臘與拉丁語言。

　　美學，歐洲藝術史中專於美的科學——尤其是雕刻術與建築學，其發展便是奠基於希臘主流文化中歷久不衰的典範。說到完美的人體，沒有比希臘時期的阿波羅與維納斯更好的例子了，而跑者馬拉松則無疑是經典身體文化的典範。當然，此時的希臘文明是藉由身體訓練與高標準的優生學來培養與發展。偉大的藝術家菲迪亞斯（Phidias）以雕刻成就了神祇們活靈活現的形體，可說是人類美貌的不朽創造者。

　　當時的體育訓練所是「經典教育」原則中相當重要的一環——與道德和教化標準有關，未著衣的少男少女會在這裡中接受日常的身體訓練（希臘文gymnasium指專門培養年輕人身心技能的機構，相當於中學。這個詞來源於希臘語的「gymnos」，是裸體的意思，在體育訓練所接受訓練時必須裸體——也裸體在奧林匹克進行各種比賽。體育訓練所是結合體育、哲學和科學於一身的機構，古希臘的思想家深信，心靈、身體和理智一定要高度和諧，才算是美德；不過，其實當時在雅典，只有男孩能進體育訓練所，而且要看家庭狀況是否有能力讓孩子進去）。「埃斯古拉匹斯神廟」被視為「神廟沉睡者」聚集的場所，所有生病之

人都必須到此，就像現代人生病會到醫院一樣；生病之人在此就是不斷的沉睡——也就是斷食。

借鑑古代飲食

說到古典時期的飲食方式，我們所知甚少，但至少能夠確定的是：烹調與進食並非最重要的事——就此文明而言。我認為在當時的宴席，也就是所稱的「酒神節」畫作中，並未包含酒精性飲料；在所有藝術家對此類畫作的觀念裡，葡萄就是酒神節中的「象徵」。

我相信研究古典希臘語及希臘文明、希臘哲學、科學、希臘藝術與神話的學者——以及了解並相信身體文化之人，在實行斷食與飲食法的同時都會發現：

希臘文明的古典年代——被我們稱為歷史的巔峰時期——是基於也起因於高度發展的身體文化、斷食、飲食法與優生學所發展而來。至於羅馬人，在暴食行為盛行後不久就發生退化現象——此時期約是盧庫勒斯（Lucullus，古羅馬將軍，以享樂主義及奢侈無度聞名）與巴克斯（Bacchus，酒神）成為神祇之時。

追求個人身體的完美與親切素養的產生與發展，是古典希臘文明的目標。

我們可以在古埃及人身上發現文明的另一套標準，據說古埃及最博學多聞之人以及「高階祭司」們，長達數十年的時間都不嚥下固體食物，早在西元前數千年前就開始奉行「弗萊契主義」了。

從飲食法與斷食法的角度來看——即保健學與飲食規則等方面，能發現這些概念從摩西律法就一脈相傳，新、舊約聖經中關於身體與神性的故事中亦有跡可循。

先聖哲人的飲食選擇

古希臘的古典年代中，身體文化與斷食及高標準的飲食學相互結合，並可藉由兩大天才的故事獲得證實：畢達哥拉斯（Pythagoras）與希波克拉底。

畢達哥拉斯是永垂不朽的數學天才，同時也是素食者，並創辦了高等哲學學派，他曾前往埃及學習當地更多有關「祕密科學」的知識。在他獲准進入當時所稱的高等祭司學院之前，必須到城外並且在監督之下經過四十天的

禁食。他相信這是在考驗他的意志與能量，他聽到這番說法：「四十天的斷食是必經過程，藉此才能在我們的教導之下心領神會。」

希波克拉底同樣也是數學家，而且精通於自然科學，被人們稱為「醫學之父」——因為他是從坊間迷信中整理出這番「教義」的第一人。然而，他還有另一項卓越事蹟：他是當時唯一的營養學家。

他並未專精於當代醫學、解剖學與物理學，但他能確切知曉患者的疾病為何，以及患者體內的狀況如何。他對於如何治療各種疾病的概念、觀念與教示，可藉由他鑽研飲食法時所說過具有代表性的兩句話來加以理解，他說：「讓患者吃得愈多，對患者的傷害愈大。」以及「你的食物就是『藥』，而你的『藥』就是食物。」

第一句話清楚證明他提倡斷食與嚴謹的飲食法——尤其是對於急症患者而言。第二句話（建議）則囊括了飲食學的整體問題所在，這正是我所稱的「療癒飲食」。

為了獲得更清楚的理解，可以將其解釋成：**大自然唯一且萬能的「解藥」**——斷食——在動物界是做為治療各種疾病與創傷的良藥；這也表示其實疾病只有一種，我稱為體內髒汙，也就是腐敗與不天然的食物所形成的黏

液。藉由治療傷口，大自然展現了**「少了食物，恢復得更好」**的本事。

　　假如生病了，大自然會透過與生俱來使你缺乏食欲的「暗號」來告訴你：「你吃錯了，別吃了，或至少將導致疾病的錯誤食物換成優質、潔淨又天然的替代品吧！若要我將你從錯誤飲食造成的結果中治好，你就得奉行不諱。」或者像聖經中（創世紀）所說：「吾為主，汝之醫者／吾之食糧產自大地之母，汝之良藥／汝僅可食天上之糧／果實與藥草。」亦即綠色蔬菜。

　　數千年來──從希波克拉底與摩西時代開始，真相早已攤在世人眼前，卻無人相信也未受理解與依循。直到現在，由希波克拉底提倡做為療癒飲食法──並受摩西認可為人類天然食物的「徹底」飲食法，才終於獲得些許認同，然而，它在營養學家們眼中仍然不甚熱門。

斷食為何未受重視？

　　在以往推崇身體文化的重生年代中，斷食與飲食法為何並未一如稍早所述，成為文明化的經典時期中主要且

典型的天然療法「特效藥」呢？身為斷食與飲食法的專家，且具有超過二十年實踐經驗的我，認為如此緩慢的發展是由於下列因素：

首先，現代人——尤其是患者——都過量負荷著汙穢物質，致病物質使他無法承受長時間的斷食。事實上，在許多案例中，貿然進行斷食其實滿危險的。我的經驗告訴我，先實行時間較短的斷食，並與能淨化身體的飲食交替進行，再逐漸增長斷食時間，會比長期斷食更輕鬆且更成功。我稱此過程為有系統的斷食。

第二，徹底的水果飲食或「無黏液飲食」（只吃水果、堅果與綠色蔬菜）會在一般病患體內過於劇烈地翻攪並溶解黏液，在患者生命力低落時，患者無法承受這麼多的廢棄物與毒血症狀。患者的情況不會好轉，反而會惡化，而患者本身與周遭的人都會將此歸咎於缺乏固體食物；患者對於天然食物的信心也就此消散殆盡。

其實，這正是我們如今對於飲食法如此困惑的原因。希波克拉底說，**食物中所含的養分多寡並非決定性的關鍵，而是食物所能發揮排毒作用的品質決定了飲食法是否能成為「療方」。**

我幾乎都是藉由各種疾病的重症案例，以及各種艱

難處境所獲得的經驗來體會這點。從錯誤且致病的食物轉變至能治病的食物，必須要循序漸進且有系統地改變——根據患者的情況而定。

療癒飲食絕不會包含什麼食譜，或因不同疾病而設立的各種菜單。我所謂的「過渡期飲食」必須是用吃的療法系統，讓我們能在排毒作用受到控制的情形下，將經過篩選、調整與結合的廢棄物及毒血症物質（致病物質）排出。搭配斷食法，我們就具有能超越所有其他治療方式的療法系統。

若能將各種身體文化搭配這種療法，排毒作用就能更快速地進行。當身體變潔淨，擺脫廢棄物或毒素後——當所有阻礙都從人體機器中排出後——身體文化的擁護者將會發展出強壯、有耐力又美麗的肌肉體格，同時還能享有等同於「希臘年代」經典時期的心性與靈魂成長。

文明之下的健康衰微

毫無疑問地，我們的西方文明正處於危急關頭，雖然我們已經發展出高度進步的文明，但我們卻如同在半昏

迷的情況下隨波逐流。普羅大眾都認為文明是由科技與工業的發展——經濟與金融的繁榮及成功——所構成；認為人類從有益身體健康的鄉村工作轉進（脫逃）至辦公室、戲院與餐廳裡頭，進駐到大城市中不利於衛生保健的大樓裡頭，就是所謂的進步。

數據顯示，我們的肺癆、癌症與梅毒案例達到了歷史上的巔峰，曾經治療這類慢性疾病的人，才知道所謂進步之下的真相是什麼。

由於現代人們的體內汙濁不堪，疾病（無論何種性質）的嚴重程度已達人類史上前所未及，而這主要是由於文明化的飲食以及缺乏身體文化的認知所造成。

如今，各種靈性上的狂熱——心理學、玄學與唯心論文化襲捲而來，對我們帶來威嚇。重要的是，這些狂熱學門的淵博導師們，必須在不同情況下將不變的課題傳授給臺下的信眾：「沒錯，你們必須了解到自己有個肉體。」在科學、哲學與宗教中所能發現靈性上的困惑、不確定性與矛盾，在文明歷史的演變中都是前所未見。

對於生命中最重要的事物——健康與完善體魄——而言，人們的無知程度非言語所能形容。我們正受某種精神上的無知所苦；我們並不了解健康到底有多重要。

我們都在書海中遨遊，受知識牽引而沉浮於思想的漩渦之中，沒有人能抓到對於真相的正確見解，也不了解最重要的真相就是健康。

　　人類的心靈對於一切靈性事物的態度都困惑至極，如今，你找不到有哪兩個人會對某個觀念的看法完全相同，這種說法或許沒錯，然而，對於人類精神與身體上的所謂完美無缺，卻也只有唯一的真相。

　　就如我透過「典型範例」所表達的，真正文明的最高境界——心理與靈性的標竿，只能透過最完美無瑕的身體，透過各種層面最超凡、巔峰的健康，透過高度發展的身體文化、斷食與飲食法來一探究竟。

　　假如有人無法屏除心中所有迷信，並從各個角度來照料自己的身體，此人就無法從疾病與缺陷中獲得救贖。

　　人類——尤其是西方文明中的人們，必須趕緊以最開闊的心胸接納此種文化並著手保養身體、向古典的希臘年代看齊。人們是否能朝此方向發展，將決定人類文明未來是否能夠得救。

V 胃有話要說

別讓滋養之源變成疾病溫床

藉由傾聽胃的聲音，埃雷特教授揭露了如何找出
全身機能高漲或衰退原因的方法。

　　哲學家伊曼努爾・康德（Immanuel Kent）與其他當代
思想家敢於對思想的過程進行批判性的研究。而更近代的
唯物主義學派亦可至少居功於提醒了我們以下事實：必須
有正常的思想器官搭配健全的腦回，人類才能擁有正常的
思維。

　　唯物主義將載有哲學思想的媒介重新帶回世俗的土
壤上，其並非從背景層面、抽象層面、精神層面與形而上
層面展開論斷，而是如同將著眼於象徵性與現實層面的手
術刀，架在代表靈魂的器官上，剖析生命的哲學──就從
原子物質以及生物的細胞開始下手。

　　腦回以及神經實體的特質，似乎已成為物質基礎的
標準──為了在不淪於詭辯潮流的前提下獲得「純粹理性
批判」，並領會靈性與身性的生命──這是思想的過程，
也代表了人的覺知、邏輯與評斷。

文化根源於胃部

如今，我們已經能夠觸及並看見細胞，將其視為生物的特定組織單位，也是身心機能的協調載體。我們已經對這些微生物的構造多所了解，但對於其機能特質與活力來源仍然不甚明白。

人類都忘了，這一切全仰賴生生不息的血液所帶來的滋養，而且假如我們想探究生命之謎的話，就該謹記思考行為本身的濫觴，必須回歸到胃裡頭，這裡是形成血液的中樞。如果想找尋人體

> 造血的器官應是骨髓，在此或許指食物經過胃的消化，營養才能進入血液中。

各部位機能高漲與衰退的原因，就應該從人體中央的胃部開始著手，畢竟人體是由胃部所形成的血液來滋養。

盧梭（Jean Jacques Rosseau）是以橫臥的姿勢口述他的著作；席勒（Freidrich Von Schiller）寫作時會將腳底泡在冷水中。昏厥常是大腦缺血的最後階段，而大腦缺血的原因來自吃太飽。

畢達哥拉斯為了理解埃及的智慧，必須先斷食長達四十日，其原因正與坊間所流傳，認為斷食會導致大腦血液不足恰恰相反。這比起盧梭採行橫臥姿勢，或是席勒將

腳泡冷水的效果還好得多，讓大腦得以飽含血液，藉以醞釀出最佳的想法並產生最可靠的覺知。

假如透過斷食──如畢達哥拉斯一樣──讓胃部進入潔淨狀態，以確保食物獲得最完善的消化效果，那大腦常態性藉由血液所滋養的作用，就不會受到血液的自我毒化作用所影響。

血液的淨化過程一定要從胃開始，我們必須進入更高的健康狀態──就從血液形成的中樞踏出第一步，以獲得「純粹理性的血液」，其實疾病就像身體無意識下所埋藏的地雷，可能會因為意外因素而導致發炎與發疹，例如感冒或受到感染時。

我們必須排除所有未排出體外的殘渣，這些殘渣會透過腸道中的黏稠黏液留存體內，持續產生毒化作用，因此干擾了應有的妥善消化與造血過程。

在較佳的見解中，不只是所有生命，就連所有文化的根源都來自胃中。然而，這種器官的滋養卻因為人們對盧庫勒斯與巴克斯過於物質化的狂熱信仰而失利，成了悲劇之父──如尼采所說：「成了所有疾病的溫床。」

潛伏在此的垂死物質是由積存的廢棄物所構成，這些物質會壓迫大腦，並使血液腐敗，造成各種特殊疾病；

垂死物質除了是來自胃袋中的直接病因，也會暫時阻礙所有排泄性症狀的臨床表現。

如今我們得以證實這項祕密，病理學上的疾病積存在組織中，成為疾病的主要成因，就如同在所有急性與慢性疾病的進程中血液所發生的慢性腐敗——這是未公諸於世的祕密、是矇矓晦暗的現實、也是那神祕的變數X。

解構你的胃

若今天我能帶來一顆會說話的胃，將有三個理由：

第一，因為這是最能用以傳達個人觀點與概念的表達方法。

第二，是因為這種器官的機能是大自然的演進！是一種力量，也是意念——當人體無意識的部分機能所具有的感覺與其背後意味深長的含義，能藉由擬人化的方式來表達，將更能接近大眾並與眾人的智慧接軌。

第三，因為飲食與「胃部－血液的形成」是這個問題所關乎的首要元素：「我們該吃什麼、喝什麼，才能

獲得並維持健康？」或許就連科學也能以活潑的思維來
表達這種概念。

　　藉由眾多事實考據，以及我個人的親身實驗所支持
的論點——至今尚無人有相同論調，我將在此帶你們認識
胃部，這個所謂致病物質、阻礙物、自我毒化素、疾病因
子或致病傾向的集散地，如果沒有胃，就不會有後續導致
疾病的作用產生。

　　我曾透過斷食並利用我所開創的飲食法，徹底排除
胃部可能的疾病成因，包括排除所有阻礙物質後，進行過
引發感冒與感染瘧疾以帶來負面效果的實驗。為了在實驗
中讓身體好發疾病，我跨越了危急生命的界線。在健康有
所改善的狀態下，我會在某程度上刻意吃到讓自己生病，
讓我自己能確實大吃且徹底地吃——滿足欲望地吃。

　　就我所知，從未有人進行過如此實驗。如果科學並
不在乎我的這項實驗，或許也就繼續笑著冷眼觀望後續發
展吧！我確信能藉此實驗幫助生病之人，幫助提升人類的
生命效率，提升所有人類的活力、造福全人類。

　　現在，聽聽胃怎麼說吧，讓這位「人類營養悲劇」
的主角來暢所欲言。

胃有話要說

「就組織發生的角度而言，我起初是原生的腸細胞；是一個又小又中空，具有開口的袋子，而根據海克爾（Haeckel）所說，這是所有多細胞脊椎動物最終極、最尋常，同時也最基礎的形態。

在上至人類的所有動物有機體規模中，我居於中央，就在重心點上。對我（胃）而言就位在此中心位置，因為我是單一的構築點，是處理原料的組織運作器官，同時也是主要的建築師。

我接收來自大腦——總經理——的指令，這是造物主賦予我與生俱來的下意識本能。對我而言，我，以及我的助手——血液，負責整個身體的物料建築、塑造器官、維護器官並供應修復原料的工作。

我是身體成長的主要中心，背負著使生物體獲得供給與運作的責任。即使是總經理——大腦——也必須依賴我的食物載運者：血液。

我一直都是，將來也應該是人類與所有動物在細胞層面的首要主宰。

　　因為我是生命與健康、痛苦與疾病，以及死亡的中心，只有身在第一線的我，能夠成為解藥的源頭，同時也是疾病的溫床或終點。

　　在追尋疾病成因的過程中，人類的認知使我在所有器官中不再居於主宰地位，然而，若說到所謂生命與文化的樂事，我卻又被供奉得像『主神』一般。

　　事實上，人類數千年來所受的痛苦，是將我當成深不見底的洞窟，不斷塞下使人類自我毀滅的餐桌佳餚所導致，而痛覺，由我所發出的警訊與防禦的力量，都被昏暗廚房中一道又一道的餐點所壓抑。

　　人類的思維已經被過量塞滿的肚子給箝制了——對於健康的認知被欲望所湮滅，卻也讓病魔因此於身旁環伺。再者，這種病魔帶來的恐懼、人類的磨難與死亡都是因我而來，倘若我是生命的中心，那又何嘗不會成為死亡的中心呢？」

痛覺的警訊

「痛覺,全身上下及特定部位產生的不適感,便是我所發出的訊號:『停!不必要的食物吃太多了!』這些警告訊息,表示血管系統機能受到阻礙,是我所產生的反應、是我藉由減少食欲所提供的保護機制。人們回應我的方式,卻是以更過量的飲食來抑制我的反應。

我的聲音是危險的警訊,帶來疼痛——由於過量飲食的緣故,血壓與血液的濃稠度會因為我而提升,而非下降。在疾病與排毒作用的狀態下,血流將我所溶出的自我毒化物載運至腎臟,此過程只有透過斷食,才會不帶痛楚地持續著,並使組織得以放鬆——代表組織獲得舒緩。疼痛只不過是我悲痛的哭喊,表達我的療癒作業受到干擾,而我只有在內含物清空與斷食期間才能徹底進行療癒。

其實,我的疼痛訊號是有益處的,能夠促進生命的發展,也能促使願意思考之人更有想法與行動力。疼痛就像是精煉之火,火焰直

衝天際，使人得以戰勝苦痛與疾病──是迎接生命嶄新曙光的先驅（此觀念亦可視為苦難哲學，或無價的神示體現）。

我──胃，是生命與死亡的主宰，從生命最初的腸細胞到動物的辭世都與我有關。我對於所有生物的宰制不證自明，因為我就像是判決法庭，所有特效藥、復元手段、恢復身體機能以及治療被稱為疾病的器官失調，都需要經過我的裁決。

藉由發揮排毒作用與保護作用的器官協助，我得以祕密地持續工作著，以利用伊甸園所蘊含的力量來調節人們的健康。尤其是年邁之後，我仍以最微妙的形式，繼續祕密地發揮保護與維持生命的作用。

在不斷流入所謂飲食文化所帶來未吸收物質的情況下──尤其是在我的排廢渠道堵塞時，我變得無法維持平衡。我因為排毒作用而變得軟弱無力，我周圍的組織與血液系統也是如此，接著將全身上下都拖下水。我無法消化流入之物，也無法透過分泌來排出，我必須悄

悄地將這些物質堆積在組織當中。我的腔室與整個身體的異常脹大，卻被視為『活力充沛的健康表現』——其實應該視為病理現象才對。

我的『奮力一擊』以及排除腐敗殘渣致病物質的潛力，存在於絕對的排空與斷食之間，是以『大地主宰』所賦予動物的本能為基礎。我的原意本善，我的目的是調節健康與運作機能，是自我防禦的一種表現，同時也是來自大地的援手。

但你們非但不努力保護自己免於敵人與生命中各種危險的侵擾，還箝制了我的生命與療癒機能——也就是我的消化能力與進食容量。我的腺體、胃壁、周圍組織，尤其是我長達數十公尺的消化道，都因為現代的飲食方式受到不斷地滲透、感染與汙化，如同慢性傷害。

我必須將殘餘堆積在我的組織中，尤其是我周遭的組織，這些殘餘就是所有疾病的主因，你們卻仍不明瞭這點，因為只有在排空與斷食期間，我才能將殘餘物質擊潰、吞沒、排除、燃燒，並透過血液排出以達治療之效。

求生的奮力一搏

　　我不再是生命的泉源──純淨血液與健康的源頭，而成了祕密的地下室，成了所有痛苦的來源，也成了醞釀所有悲苦的原點。

　　所以，我開始唱起『嘆息之歌』，以最溫和的語調表達現今的景況。『耳聰者，使其聽聞。』早在母親的子宮裡，身為未受到妥善照料的新生命，我就以作嘔感來對非天然的『培養』食物做出回應──以保持血液的純淨，並透過攝取水果來順從原始的營養本能。

　　然而，我卻承受了過量的飲食──人們也疑惑為何生產會帶來疼痛，甚至危及母親與孩子的生命。人們給予我缺少礦物質的食物，尤其是缺少了石灰質──例如肉類，或是經過滾沸以及去除石灰質的乳類。

　　我因此渴望水果中的石灰鹽，因為我必須利用它來為胚胎打造骨骼架構，我會捕捉每一毫克的石灰鹽，即使犧牲母親的牙齒也在所不惜，如此才能讓孩子成型。人們診斷出孕婦的

歇斯底里與齲齒現象，正代表了我對人類新生兒的關愛。

我無法製造母乳中的優質物質，因為我缺乏果糖，而這是母乳的主要成分——雖然我總是浸泡在牛乳中。我也在年輕孩子的哺乳時期不斷吸收牛乳，以及多如牛毛的軟糊狀食品。我無法戰勝乳糜狀的腐敗殘餘，而這種乳糜狀態會從喉嚨一直蔓延到沾滿軟糊且阻塞的排泄管道。

我的內部塞滿了經過煮沸、了無生氣、凝固且無鈣質的乳品，還伴隨著會箝制幼兒氣管的適菌條件。我的運作承受著阻塞物、障礙物與摩擦，因而發燒。我藉由向下運行的壓力，試圖爆發一場，但我的善良意圖卻受到導致便祕的藥物所挫敗。如此一來，我只能尋求皮膚的開口做為緊急爆發口，才能排除滲入血液中的廢物與髒汙。

麻疹、猩紅熱、發疹子——人們是這麼稱呼我試圖排出致病物質、無用廢物與病菌的最後一擊。儘管如此，當幼兒可以靠自己的腳走

路時，還是會立刻找尋甜點與水果，是我利用伊甸園所賦予的本能來促使孩子這麼做。果糖中的生命元素讓我有機會徹底排除因錯誤餵食所堆積在我之中的廢棄黏液物質，這些物質讓我充斥著讓人聯想到屍體與死亡的臭氣。

我將我本身的上層致病物質排出，也排掉腸道內的廢物，做為身體必須改頭換面的警訊，也象徵了我想『保障生命』的善意。這就是所謂的軟便：科學上稱之為腹瀉或結腸炎，並使用麻醉劑來加以抑制。由於我的排毒作用是從腐敗與凝結的乳品開始下手，糞便會呈現微微的綠色；而若是成年人——尤其是重度的肉食愛好者而言，糞便會呈現黑色。

在我的防禦機制發揮到極致時，不僅會向下排毒，也會向上排廢，就學理上稱之為霍亂。

現代醫學已知霍亂是因感染霍亂弧菌所致。

假如透過發燒症狀，而體內髒汙發酵的威脅仍持續加重，那原本是暫時性的疹子可能會爆發地更為強烈，代表我更強烈地想清除乳靡物質與病菌穢物，這又被稱為亞洲霍亂——患者通常會由於

自身的困境而受到衝擊，因為患者正在抵抗我的排毒作用。

當我試圖讓青春又純淨的身體逐漸適應肉類與酒精等食物時，小時候的我產生了嘔吐反應，而在我的年少時期，我的身體也藉由強烈的攣縮反應來試著排掉令身體厭惡的不天然食物，這種反應稱為『腹絞痛』，而人們塞給我所謂能增強體力的食物，其實就像用藤條打壓我一樣，迫使活潑好動的小伙子原有的活力變得虛弱。

症狀背後的原因

在青少年時期，在女性體內的我會規律地在每個月發揮特別的淨化作用——就在能夠懷孕的器官中——淨化的時間就在準備懷孕的週期之前，目的就在於受胎前先淨化身體。

這種現象是因應疾病的健康調節過程，而淨化作用的次數與頻率都會逐漸下降，也是從我開始。

當身體達到了完美的健康狀態時，淨化作用就會顯得多餘並且完全消失——只要能夠單純提供我純淨又純粹的食物，也就是水果，便已足夠（舉例可證：正如同許多聖者賢人的單純生活一般）。

　　同樣地，我也參與了年輕男性體內形成純粹血液的過程，因為血液的品質不僅對一個人的現在而言相當重要，更關係到他的未來。先祖們的原罪以及永垂不朽的起源，就藏在今日的大氣層中，但體內擁有我的人們，都提不起勇氣前往探尋。各種性病症狀可能與單方面且急遽上升的『野獸式』飲食密切相關。你知道光靠著讓人們只吃肉——本世紀最受愛戴的主食——就能夠致人於死嗎？

　　雄辯是銀，沉默是金，這道理對胃而言也一樣；尤其當一個人的胃能夠放聲大談人類的愚蠢，但終究徒勞無功時更是如此。對於氣喘患者，我會及時表達由於消化作用中缺氧而對我造成的不適感，這些人的排毒作用與隨之而來的憔悴消瘦，都是操之在我。

偉大的病理學家菲爾紹教授（Virchow）曾

說，『肺癆目前是有可能治癒的』。此種疾病

同樣也是由我而起——默默

地發生，使呼吸器官受到破

壞，因為人們吃下錯誤的食

物而讓我無法獲得更大量的空氣。

> 肺癆即肺結核，是一種
> 法定傳染病，由結核桿
> 菌入侵人體所引起。

　　為了克服更嚴重的血液腐敗與細胞群的崩

潰——就如同肺癆與癌症患者身上的情況，我

的血流會試圖產生如火山口般的發疹症狀，做

為緊急排放口，以排出腐敗的產物，也就是：

黏液與膿液。在開始發疹前的初期，我會在穢

物沉積、爆發與修復的過程中造成周圍組織潰

瘍——因為這些穢物是腐敗的來源，都是因過

量攝取肉類與蛋類所導致。

　　於多數此類案例中，我，身為人體的建構

者，能夠從物質上提供協助，但假如人們想藉

由他們的『最佳飲食』來協助我，其實都只會

讓情況更惡化。

　　人們沒試過將我所必須承受的療法拿來調

節心跳嗎？那我又何嘗不會透過壓力升高、發

霉毒素與使心室中所儲存的血液腐敗等手段，成為『折磨心臟的主宰』，又或者是將缺乏氣體——也就是氧氣的人體空氣幫浦（肺）給阻塞呢？我做為餵養生物與形成血液的場所，不只會產生腐敗細菌，成為造成體內障礙的來源，也會由於病理物質的作用，形成結晶化與結石物質、阻礙狹窄血管的血流（風濕病）、引發膽囊結石或阻塞腸道。

人體內最頑強的堡壘、最強的反抗勢力、最大的阻礙，就是長期性便祕——人體本有預防所有疾病的能力，卻因為此種細菌滯留作用而失效。這就是我的排汙管道末端——直腸所遇到的障礙。

而腸道身為我輔助器官的一分子，有個部分必須在此多做著墨。人們對此全然無知，所以誤將盲腸冠上了『盲』的形容詞，表示為多餘甚至閒置無用的結構，然而，盲腸卻能透過其分泌物協助使乳糜潤滑順暢，就如同機械使用的潤滑油。當然，機械就算沒有定時上油也能運轉，只是會愈轉愈熱。

比我跟周遭組織更嚴重汙穢的，是排汗管道的排汗口。經過了數十年的堆積，已經堆起了無法用言語形容的汙泥般物質，層層堆疊的黏液與殘渣形成堅硬的物質。潰瘍與組織本身的分解作用所形成腐敗的發酵沉積物，在與我的共同作用下，簡直為所有疾病打造了頂級的溫床與繁衍場所。

　　這裡就像晦暗又隱密的地下儲藏室，堆藏著飲食習慣所造成的汙泥，從孩提時代就開始毒化著血液，如同阻塞的地下湧泉一般，不斷帶來各種令人痛苦的病症。我們在此發現了中風、神經衰弱、斑疹傷寒、頭部不適、腎臟與肝臟感染——以及由『醫學專家』所創造一大堆『特產疾病』的根源。

　　我，主要消化器官，就跟身體其他部位一樣，特別是受傷組織以及因感冒而阻塞的血管，正透過血液循環不斷接收從這座地下儲藏室送來的排泄物氣體與穢物，而我還對這座死亡儲藏室變本加厲，因為我必須在活生生的人體中將更多物質不斷送入儲藏室內。

靠天上之糧重拾健康

在不計其數的人們體內，腐敗的細菌與各種寄生蟲正在消化道中的肉類與澱粉裡頭存活與繁衍，對這些害蟲所喜愛的食物表現出絕佳的胃口與貪婪。果酸可以殺掉這些害蟲，但我的內壁，以及如同我分身的味覺器官（舌頭）都充滿了黏液物質，變得黏稠不堪，讓我無法發揮對於水果所具有的本能反應。

空氣、水、陽光、果糖、果酸，以及身體組織物質的基石，包含比例最高可達○‧五％的白蛋白在內，一直都是來自太陽、讓我得以形成血液的天然能量，發散著水果的甜蜜氣味與香味，也就是『天上之糧』。

我原本是為了單一食物所打造的，其中包含了各式各樣的當季水果，各種水果的水分含量都不同，彼此也因太陽的位置與各地區的平均溫度而有諸多差異。藉由攝取水果，我能為伊甸園之人產生力量與溫暖，建構骨骼與肌肉，使人健康且免於疾病，就如同現代以水果

為食的猿類，或是在零下二十度的環境下以草與水為食的四腳動物一般。

我能擋下並驅走現代文明中惡名昭彰的毒素，像是酒精、咖啡與菸草等，而且比起讓我拋棄人們習以為常的『文化』飲食所帶來的負擔還要容易多了。人們不斷讓我負荷著糟糕且多餘的食物搭配，幾乎快把我掐死或淹死了，更威脅到我的生命機能。

在我的體內，由於人們愛喝湯、啤酒與烈酒，所以有各式各樣未經咀嚼的無用物質不斷漂浮著——而且大部分都已腐敗，我卻必須從這些腐敗物中提取能賦予血液生命力的物質。

首要任務，評估所有食物的價值，如此一來就不會再有黏液或分泌物纏上我或消化器官的任何部分，讓黏糊糊的黏液阻礙一切身體機能。最重要的是，利用會溶解黏液的食物——特別是水果、沙拉與蔬菜，將我從所有會滲入胃部構造的黏液中解放。

做或不做，關係到健康與否——人類的生與死都掌握在我的控制之下，我就是打造人們

命運的工匠。根據自然法則與定律，我就是塑造血與鐵的鐵鎚，可以讓人活力充沛，並具有堅不可摧的健康。

當然，這一切需要以葡萄、柳橙與富含有機鐵質的其他水果果肉來構築，而不該尋求已經崩解又充滿死亡蛋白質的動物屍體。

我一直都像是用來將死亡物質塑造成活力物質的鐵砧，我那來自伊甸園的無聲和諧，都變成黯淡模糊的嘶吼嚎叫。我已經迸出會將箝制我之人吞噬殆盡的火花，他的隕歿將是我在人類營養悲劇的生命舞台上，所承繼的血脈。

排除再予以滋養

這聽起來像是我的嘆息：我，以及我的輔助器官，在生命演化的動物學進程中受到了證實，我們背負著『道德榮耀』，成為掠食性野獸的器官；從飲食與生理的角度來看，我們在生物學進程中已經跟豬隻並無二異——也因此合理化了現代的飲食方式。所有我必須消化的

物種，從海中軟體動物、草原上的反芻動物，一直到飛在空中的鳥類，顯然已經讓我適應了這些物種所呈現的營養型態。

人類已經失去了對水果的胃口——它本該是人類胃部所適應的主食，也失去了對於水果所具有生命力的信心（如博契爾醫師所說）。人類的系譜或許能藉由獨特的分支追溯至人猿家族，但從我如今的輔助器官——也就是牙齒與腸道，以及我本身看來，原本與以水果為食的猿類如出一轍的飲食習慣，早已消失殆盡。

人類以往靠森林中的幾種水果獲得滿足，以生育出如同神一般的伊甸園子民，而成為日後手持長矛與懂得生火的獵人先祖。我現在仍靠著史前時代流傳至今的生命力維生，卻在消化奢侈珍饈的同時讓僅存的生命力漸漸耗竭。如今，我的沉默——由於被餵食了乳品、蛋類、肉類、穀類、豆類、酒類，以及各種當代的人工飲食——已經充分說明了一切。

我的腺體以及與我連接的消化管道，都被糊狀的黏稠黏液所阻塞，幾乎瀕臨毀滅，感知

與防禦神經也變得麻木。我抱持著巨人般的超群耐性，忍耐著超量數十倍、如同死屍般的食物，人們讚美這些食物能增強體力，其實恰恰相反，反而使人虛弱，也降低了身體對不可吸收物質的反應能力。

事實上，我是在相當艱困的條件下運作著，並利用最不可或缺的水與空氣來『維持機械運轉』。人們把我在壓力下的無聲掙扎、巨人般的沉默耐性，稱之為『消化良好』。其實器官的齒輪早已發出刺耳的嘎吱聲，不斷喘息與痛苦地呻吟著，機械中的管路也到達即將爆裂的臨界點。

葡萄、櫻桃與蘋果，所有酸酸甜甜的水果，我都能透過伊甸園賦予我的能力輕易地消化，並轉化為純淨的血液——只有藉此我才能將畢生所累積的殘餘物質排出。

假如你仍願意對『天上之糧』伸出和解之手，也願意透過飲食讓自己變得健康，那我就能利用陽光廚房所孕育的新血，著手發揮我最精妙的奇效。藉此，我能翻起潛伏在全身上下

的陳舊病菌──尤其是那些新興的難解症狀，
我能展開全身的療癒與變化。至於我本身以及
周遭組織的徹底淨化作用──特別是我充滿老
舊廢棄物質的排廢系統，則能達到實質上減少
身體阻礙物的效果，並以急劇消瘦的樣貌來展
現成果。

　　然而，必須在我這棟宅邸的破舊建材通通
排除之後，我才能利用水果重新展開建設與滋
養的工程。直至此時，我才得以再次成為健康
的泉源、成為鞏固生命的城牆、成為永不耗竭
的活力與歡愉之源，並且撇開從亞當開始、經
歷數次千禧、在個人生命數十年以來的悲苦之
源角色，以及淪為所有疾病與折磨開端的不堪
過去。」

VI 長期便祕的絕對良方

善用無黏液飲食的排廢作用

在四年的艱苦鑽研與危險的親身實驗後，埃雷特發現：疾病是大自然試圖使身體擺脫致病物質並排除體內廢棄物所做的努力。大自然使人類像動物一樣聽到與生俱來的聲音，「別吃了──休息吧──安靜的休息！」

長期便祕是生命與人類最差勁、也最常見的罪行，這是不知不覺就會觸及到的罪行，而我們對於這項罪行尚未完全參透。

長期便祕被歸咎為所有身心疾病的主要因素之一。透過我以及數千名慢性疾病患者的實際經驗，我了解到人類的生命以及心理與靈性的潛力，都大幅受到消化道的狀態所影響。

這裡有個相當重要的重點，人類的大腦與神經受到純淨的血液供給，而非仰賴生於汙穢的消化道並受到髒汙所汙染的骯髒血液。當我們著手應付髒汙的體內環境時，用「汙穢」一詞來形容實在太過溫和。

體內深層的骯髒

不爭的事實在於，在我們自吹自擂為「進步」的二十一世紀，誕生於現今所謂「文明化社會」的人類，其實是汙穢的產物，因為人類的母親在懷孕時大多都無法避免便祕之苦。

而我進一步認為，在此狀態中，母親的進食量通常都超過真正所需營養的兩到三倍之多，此舉造成某程度上所謂「正常又健康的人們」早在嬰兒時期就已經受到了阻礙——就更長遠的層面而言，就成了便祕之人（體內塞滿髒汙物質的人）——其髒汙程度非言語所能及。

他的消化道，上至喉嚨、下至肛門口，都堆滿了致病的黏液，也就是未經消化、腐壞且殘餘的食物，而且全都處於發酵與腐敗狀態，他的腸道在一生之中從未享受過完美的潔淨感受。在每次排便的最後，都必須以人工方式將肛門清理乾淨，這代表每段腸道內的腸壁一定也都殘留著相同的穢物。

柏林有位醫師畢生致力於解剖驗屍工作，他表示超過六十%的屍體消化道中都具有各式各樣的外來物質——蠕蟲與石化的排泄物，他並進一步表示，幾乎所有案例的

腸道與結腸都覆蓋著一層硬化排泄物所形成的硬殼，證明這些器官都已經惡化至完全無能。

走在尖端的美國醫師們也很快地察覺到，滯留於體內的排泄物質正是疾病的主因之一；解剖學亦不斷揭露人體令人訝異至無法形容的髒汙狀態。

有位醫師在著作中提到：

「我發現人體所有疾病成因的原型，正是提早老化與死亡的源頭。聽起來可能令人震驚，在我過去的兩百八十名解剖案例中，只有二十八例的結腸不具有硬化的排泄物，並且處於健康狀態。至於其他所有案例，如前所述，其結腸或多或少都覆蓋著硬化、腐敗的廢棄食物殘餘。

有些結腸甚至整條都脹大至原本尺寸的兩倍，只在中央留下了一個小孔，而且幾乎所有案例在生前都有規律的腸道蠕動。此外，有些案例還具有長達十至十五公分的蠕蟲。」

「我的日常經驗帶來的發現著實令人震驚，我們居然每天都能在患者體內找到蠕蟲、蟲巢與蟲卵，當中並伴隨著血液與膿液。每當我看著大體的結腸與儲液囊結構，我都相當懷疑在體內有如糞坑般滿是死亡與感染物

質的情況下，有誰能活上一個星期？更別說是苟延殘喘
個幾年了。

　　將致命毒素重新吸收回循環系統中，必將導致各種
傳染性疾病。最近在傷寒患者腸道出血的治療過程中顯
示，傷寒可能是由於蛆蟲與蠕蟲進犯人體敏感的黏膜，並侵蝕了血管或動脈所致。事實上，我過去十年來的經驗發現，在結
腸經過清理後，各種疾病都相當快速地復元，證明了結
腸本身幾乎是所有人類疾病的根源所在。」

　　上述這種令人作噁又無法言喻的症狀，大多都來自
人們對於食物正確搭配的無知，同時顯示出為何「無黏液
飲食療癒法」是如此重要的發現，也是使人類得以重生的
重大進展。

　　現代的人們會精心梳妝整潔打扮──或許還過度注
重不必要的清潔，然而體內卻比世界上最髒的動物還要更
髒──就算是最髒的動物，肛門也跟嘴巴同樣乾淨，而且
這些動物還尚未被「文明化」的人類所豢養呢！

　　在許久以前，自然療法便已經證明了，各種疾病都
有外來阻礙物質阻塞了人體系統。這番說法尚不足以充分
表達實際情況；從身體外而來的阻礙物質對於人體並無用

傷寒是一種傳染病，由傷寒桿菌所引起的。

處，是由累積的排泄物、未經消化的食物、致病黏液以及過剩的水分所構成，並且處於發酵與腐敗狀態。

確實，長期便祕之人的腸道內一直帶著名副其實的化糞池，使血液持續受到汙染與毒化，而經驗老到的專業人士能透過臉部診斷立刻判斷出此症狀。然而，官方的醫藥科學與鄉野大夫，並不會將一天吃三到五餐而且具有所謂「正常腸道蠕動」之人，稱為會「便祕」的人。

讓人重獲健康的排廢作用

人們總會想像「胖得舒服」的身體是健康的象徵，卻又同時像怕鬼一般地害怕冷風與「病菌」的威脅。當如此「吃得好」卻時常便祕的人採行斷食或無黏液飲食的時候──就像我對數百名患者所提出有如他們最後希望的建議──他一定會排出腐敗的穢物，尿液也會惡臭不堪，同時又含有因各種疾病而有所不同的黏液、鹽分、尿酸、脂肪、藥物、白蛋白與膿液。

這些治療最令人驚訝的效果，在於所排出極為大量的排泄物，以及嘴巴與皮膚所散發的惡臭氣息。但最重要

的「排廢」則是透過循環系統進入尿液中，每個人的尿液都會在採行斷食或減少進食量，或朝向自然且無黏液的食物邁進的同時，出現黏液的沉澱物。

　　醫師稱之為「疾病」，其實是身體自我清潔的過程，而透過循環系統的自我排廢作用，正是身體對於所有疾病的最佳治療。透過食物與進食量來控制這種排廢過程，是唯一真實、天然且完美的療法，沒有其他任何「治療」能夠像無黏液飲食療癒法如此成功。

　　這番排廢作用根本就是「最偉大的事蹟」──對那些經歷過長時間痛苦與失敗藥物治療所折磨的患者而言尤其如此。患者得以體會以往從未想過的事實──世界上僅有少數醫師能具有我藉由數千名案例所得到的體認，幾乎所有文明化的人們其實都受長期便祕所苦，成了活生生的糞坑。

　　患者先前經歷過的失敗治療方法，如今對病患來說，卻透露出一絲令人悲喜交加的曙光，因為無論所患的疾病是什麼，他現在確實得知了先前的痛苦來源何在，也了解自己原來一直錯誤且無知地接受醫師「壓抑病灶」的療法，卻並未將穢物排出，反而把穢物都滯留體內──尤其是積存在消化道中，正好構成了疾病的肇因。

通便劑的影響

我不認為醫師或鄉野大夫真的了解，身體如何又為何會因為不同的藥物而產生瀉肚子的反應。官方醫學對於藥物的「療效原因」不甚了解，藥物應用的根據，僅僅來自於人們過往的經驗所得，觀察出哪些藥具有什麼「特別效果」罷了。

所有通便劑或多或少都具有毒素，也就是說，只要有一定濃度的通便劑成分進入體內循環時就會產生危險，身體的防禦本能立即產生反應，使大量水分從血液進入胃部，藉以溶解並削弱這些危險物質，腸道也受到刺激加速蠕動，好將「有毒溶液」加速排出，但此過程只會連帶排出一部分的排泄物。這是基於物理學上的解釋，你會發現這種效果是經由異常的刺激來激發排泄活力，特別是刺激腸道神經。

通便劑療法最終必定會失敗，這已經是公開的祕密了，因為一直處於過量負擔的腸子受到通便劑的過度刺激，最後會逐漸麻痺。若是年復一年地增加通便劑用量，而不徹底改變飲食習慣，便等於是自殺──雖然速度很慢，但卻無庸置疑。

便祕的真切成因

便祕本身是種疾病，而且是真正「嚴重」的疾病，因為嚴重便祕之人使身體過度滿載著大量穢物，有時候甚至重達四、五公斤以上。這種病況相當異常且不自然，即使是「傳統」醫師們也同意此觀點。

當生命力耗盡時，在沒有任何病痛的情況下，我們應該要緩慢且毫無痛苦的壽終正寢。自然死亡的案例如今已經愈來愈稀少，等於進一步證實了我們在「文明的沼澤」中愈陷愈深。

即使市面上充斥著琳瑯滿目的特效藥，或者是透過所謂的醫學手段，便祕——這種最常見的疾病——的案例並未減少或有所改善，原因很單純，就是因為文明化飲食違背了自然。人類的腸道並非為了這些不自然的食物而生，無法完全消化或排出無用的食物殘餘。

對於哪些食物會造成便祕，又有哪些食物正好相反，其實人們所知甚少。我在《合理的斷食與再生飲食》（Rational Fasting and Regeneration Diet）一書中對於所有疾病基本成因所談到並加以證明的內容，對於長期便祕的性質進行了相當深入的剖析。

你不知道訂書商所使用的漿糊是用白麵粉、米或馬鈴薯製成，而膠水是用肉類、軟骨跟骨頭所煉製而成的嗎？你不知道這些物質到底有多黏稠嗎？你不知道脫脂乳品、白脫乳品與奶油是調製油畫顏料黏稠基底的最佳素材嗎？你不知道用蛋白可以把紙或布料黏在一起，而且不會被水給化開嗎？

所有家庭主婦與廚師都知道油品與脂肪會黏附在鍋底。至少**九十%的「文明化飲食」都含有這些黏稠食品**，而人類每天都用這堆恐怖的混料把自己給塞滿。所以消化道不但會阻塞造成便祕，還會被黏稠的黏液與排泄物緊緊黏起來。

我們就在此揭開長期便祕的「神祕面紗」，並聊聊關於各種疾病的病因何在吧！

疾病，其實代表著體內的不乾淨，如此簡單的一句話，陳述了既真切又可悲的事實。水果、綠色葉菜類與無澱粉蔬菜並不具有這些黏糊糊的黏液物質，而且是天然的食物——卻甚少獲得醫師或鄉野大夫的重視。我即將揭開這層神祕的面紗，告訴你們為何人們對這些食物都沒什麼認識。

果酸與富含礦物質的蔬菜汁液可溶解黏稠的黏液阻

礙物，而果糖會促使黏液物質發酵並形成氣體。體內髒汙這種令人畏懼的發酵作用，是準備將黏液物質排出體外前，將黏液物質翻攪挖起的另一項必要「過程」。酸性且發酵的澱粉與膠狀物，會在發酵之後失去原本黏稠的特性。假如有平時會攝取肉類之人或平常大多攝取澱粉類食物的孩童，不經意吃下過多優質又甜美的水果，通常會引起消化道的「革命」，並產生腹瀉現象（極端案例被稱為痢疾），逐漸加劇的發酵作用也會造成發燒。

痢疾是一種傳染病，由阿米巴原蟲造成的。

　　嚴重個案中，如果醫師阻止了腹瀉現象並讓患者進食，那患者就可能死亡，因為大自然無法繼續完成體內清潔作業，而經過溶解的部分毒素一直滯留於體內，造成患者死亡。

　　患者畢生以來因錯誤與過量飲食所堆積於體內的穢物，就像是汙泥一樣使患者窒息。如果患者免於一死，這種病情通常會成為慢性病，也就代表：儘管有再多的阻礙與壓抑排毒作用的特效藥，大自然仍會持續試圖排出有毒黏液與氣體，而便祕只會使此過程加劇。

　　慢性病患者不會減少食量或只吃使人放鬆的食物，反而用更多錯誤的食物把自己塞得滿滿的，最後成為肥胖

之人，這些重量是來自於不斷堆積的排泄物——水——以及各式各樣的穢物。

對多數肺結核患者而言，這些症狀相當典型：一天吃上五至六餐，但無法使腸子蠕動——難怪體重一直增加，看起來「十分健壯」，卻永遠無法治癒。

可滋養且療癒的通便劑

沒有任何資深醫師會否定疾病與便祕之間的關係，但現今的人們距離大自然與真相實在太遠了，而且愈來愈沉淪於黑暗之中——當感冒時，人們只會做出與自然背道而馳的行為。

最輕微的不適感，例如些許頭痛或著涼，是腸道蠕動不足的結果，可以透過改善飲食的方式來治療——雖然病患的胃口會降低。這正是俗稱「流感」的流行性感冒為何會成為致命疾病的主因，以往，流感只不過是可輕鬆治癒又無害的流行性感冒，是身體自我清潔的過程，大多盛行於春季。在對於「科學藥物」與病菌毫無所知的情況下，患者能遵循自身缺乏食欲的本能，並在服用溫和的通

便劑後相當快速地恢復；通常在經過生病的「療癒」作用後，患者會覺得比生病前舒暢得多。

如今，人們卻受到錯誤的教育，誤以為病菌才是萬惡之首——而非自身不合乎衛生保健的習慣所導致。人們吃得太多了，這與大自然的法則相互違背，大自然賦予我們斷食的本能，這是所有生病的動物自我治療的方法。偏偏人類體內髒汙與自我毒化的毒素含量，又比所有生病的動物都還要高，若貿然進行長期斷食，可能會使大多數患者因此喪命；然而，人們並不是餓死的，**反倒是因自己體內的有毒穢物而窒息至死。**

身為斷食法的權威，我完全了解大多數人害怕斷食，以及鄉野大夫誤用斷食療法的原因。在便祕人士將腸道的「毒素堆積」排除乾淨且舌頭變乾淨前就建議進行斷食，實與犯罪無異。對於較長期的斷食療程，我只會用來治療高齡的長期嚴重便祕患者。人類的健康退化得比任何動物還嚴重，卻相當偏激地認為自己具有其他動物所沒有的東西。然而另一方面，人類的智慧讓自己凌駕於動物之上，使我們得以助大自然一臂之力，克服原本可能帶來危難的險阻與困難。這是自然療癒學門的哲學觀點。

所以，如果你想完全治好長期便祕，並避免造成任

何傷害，你就必須改變飲食，應該攝取具有療癒效果、能幫助瓦解黏液並治癒疾病的食物，而不該一直抱著導致疾病與便祕的食物不放。但人們對於這番真相一無所知，就如同對斷食法一樣無知，而且總會在缺乏經驗或知識的情況下進行嘗試——通常都以失敗收場。

我所說的「無黏液飲食」包含了新鮮、成熟的水果以及無澱粉蔬菜，這些是理想的食物，也是所有疾病最根本的解藥。當然，這種飲食法必須在具備專業知識的前提下睿智地實行，而這個專業知識可以參酌我的著作——《無黏液飲食療癒法》。

這是種「吃出健康」的療法，也是最合理的治療方法，**因為錯誤的飲食正是所有疾病的主因。**

這些無黏液、具有療癒及「通便效果」，又可溶解黏液的食物能形成新的血液，你的血管將流過最優質的血液，並立刻在體內展開所謂的保健治療。新造血液的循環能穿透身體各處，溶解並排出將全身器官都阻塞的致病黏液，尤其能挖起腸道內所堆積、最深層的髒汙，並修復身體。這就是令人恍然大悟的事實——讓你了解可以完全治癒便祕的原因，以及當其他療法都功敗垂成時，無黏液飲食卻能發揮治療效果的原因。

通便

對於長期便祕的嚴重病例,可以在初期建議使用無害的通便劑,幫助排除腸道中所阻塞的固體排泄物,也就是將最糟糕的穢物排出阻塞的排泄管道。浣腸劑具有潔淨且溫和的水分,也是治療初期的好幫手。

在市面上眾多通便劑中,由植物所製成的通便劑是最無害的選擇。在多年經驗過後,我也自行配製了這種「特別通便劑」,具有能排除腸道中老舊的固體排泄物、阻礙物與黏液的優點,而且不會在事後造成腹瀉與便祕的副作用。在便祕治療的初期可以當做輔助手段,但不需持續地使用。

一旦腸道排出累積的排泄物與其他阻礙物,就開始採用無黏液飲食或少黏液飲食,你將體會到稍早所說的現象是多麼地真實,也能察覺眼睛與鼻子的變化,並了解到我一點也沒有誇大其辭。而且,你會相信這些阻礙物不僅存在於腸道中,就連你從頭到腳的全身管道都被黏液所阻塞了。

隨後,你將體驗到先前令人難以置信的事實:各種疾病——即使是所有醫師都宣稱無藥可治的疾病——在我

的療法下都開始獲得改善，終至痊癒，而疾病得以治癒，其實只不過是因為體內毒素的源頭——長期便祕——已遭消滅了。

接著，藉由天然食物所產生的新造血液，會將「無毒」養分循環至全身上下，並將各部位的不適症狀都溶解排出，就連最深層的髒汙也不放過，把全身的穢物都排掉，而這些穢物主要都來自於腸道中所積存，並造成長期便祕的毒素與致病物質。

結論

「生命是營養的悲劇。」這是我多年前說過的話。大家都知道，我們用牙齒鑿出了自己的墳墓，但最可悲的是，現今社會中有九十九％的人——從高學歷知識分子到文盲、從健康之人到病患、從富翁到窮人，都接受了錯誤的灌輸，認為我們在虛弱或生病時應該吃下更為濃縮的食物。**濃縮食物、高蛋白質與澱粉類食物，都是最容易造成便祕的食物，正如本書中所提到，會以廢棄物的型態堆積在消化道中。**我們每天所謂「健康的排便」，事實上就跟

便祕沒兩樣，而你現在了解，便祕是各種疾病的主要來源，便祕之人只能夠透過飲食來治癒，遠離黏稠、膠著、漿糊般物質的飲食，也就是無黏液飲食。

　　你可以暫時透過通便劑，或是特別的肢體運動、擺動、按摩以及其他方法來改善排泄，但只要你仍持續攝取容易形成黏液與毒素、導致便祕與身體其他病痛的食物，你就無法將老舊的阻礙物質從消化道排出，並使身體獲得潔淨與重生。

VII 診斷疾病的「魔鏡」

從舌頭看健康

你舌頭表面上的「魔鏡」，可以顯現出因為錯誤與易形成黏液的食物，使你從小就阻塞在體內的阻礙物有多少。埃雷特教授於本文中利用簡單的邏輯來加以證實這項理論。

　　自人類因為文明而退化以來，人們不再了解生病時到底該怎麼做。疾病一直都是神祕的謎團──從數千年前的巫醫一直到當代醫學界都一樣，差別只在古代的「惡魔」被「病菌」理論所取代，但那種神祕的外來力量仍然存在，會傷害你並摧毀你的生命。

　　疾病不只對你而言是個神祕之謎，對於並未探查「魔鏡」的醫師們也一樣，而我將於此解釋何謂「魔鏡」。多虧了自然療法，我們得以證明疾病是存在於你體內，是具有影響力的外來物質，必須加以排除。

　　假使你想成為自己的醫師，或者你是無藥物療法醫師，而且想獲得進一步的成功，你就必須研究真相，了解疾病究竟是什麼。你無法在未經確切診斷的情況下治療自

己或其他人，診斷效果能提供你對真實現況的清楚概念。這種可靠的真相只能透過大自然的教科書來得知，那就是透過你的親身實驗，或是藉由我手中所說的魔鏡。

受任何疾病所苦之人、所有感冒或未感冒的人，在採行這種具有療癒功能的斷食法與無黏液飲食後都會排出黏液——藉此表示人類所有潛伏疾病之基本主因，正是被未經排出、利用與消化的食物所阻塞的組織系統。

透過魔鏡的幫助，可提供對於你身上疾病最真切也最可靠的診斷結果，此做法可謂是前無古人。

映照內在的魔鏡

(1)能證明無論你所患的疾病為何，你身上的個人症狀、疼痛與不適感受只不過代表了體內堆積過量的廢棄物。

(2)滿覆舌苔的舌頭是全身上下充滿阻礙物的證據，這些阻礙物會導致體內循環系統被溶解出的黏液給阻塞，而且黏液甚至會出現在尿液之中。

(3)未排出的排泄物透過黏稠的黏液滯留於腸道的囊袋中，持續毒化著身體，因而影響正常的消化與造血作用。

假如你願意在測試前後利用無害的植物化合物清理腸道，便可藉由你體內的另一項驚喜相信這項事實——關於你身上疾病的診斷。

　　為了一窺身體內部並了解你身上疾病的成因——可以比醫師用昂貴的X光儀器看得更清晰透徹，甚至發現至今仍未察覺的問題或心理狀態，試試這方法：

　　進行斷食一至二日，或只吃水果二至三日，你會發現舌頭上覆蓋著滿滿的舌苔——當此情形發生在病情劇烈的患者身上，醫師的結論會是「消化不良」。舌頭不只是胃部的魔鏡，也是全身黏膜的魔鏡，就算一天清潔一兩次，舌苔還是會再度出現，這代表了全身組織中所堆積的穢物、黏液與其他毒素含量，現在正透過胃腸與全身腔室的內部表面排除。

　　只要進行斷食，減少食物攝取量——或攝取天然且具淨化效果的無黏液食物（水果與無澱粉蔬菜），給身體溶化並排除黏液的機會，而事實上這就是療癒的過程。

　　舌頭表面的這面魔鏡，可對觀測者顯示出自小時候就開始阻塞身體的阻礙物存量——起因就是攝取錯誤的黏液形成食物。在測試過程中觀察尿液後，你會注意到其中同樣含有排出的黏液。

穢物與廢棄物就是造成你一大堆「毛病」的祕密，而且它們在體內的實際存量會讓你無法置信。

疾病──各種疾病──都是：

第一，全身的循環系統、組織與管道受到阻塞，進而表現出各種症狀。若感到疼痛與發炎，那是體內的過度壓力所造成，是體內磨損與阻塞所帶來的熱度。

第二：疾病──各種疾病──可以視為身體管道的便祕。人體全身的管道系統，尤其是用顯微鏡才看得到的微血管**長期**阻塞，是文明化的錯誤食物所造成。

西方文明中，沒有任何人的血液與血管中不存在黏液，就像是瓦斯爐排氣管中的油煙汙漬，永遠都清不乾淨；事實上，情況還更糟，因為來自蛋白質與澱粉類食物的廢棄物實在黏稠到不行。

組織構造的性質，尤其是重要的內臟器官，例如肺、腎、所有腺體等，都跟海綿的性質很像，想像一下吸滿漿糊或膠水的海綿吧！

自然療法必須使其學門更加擺脫醫學上的迷信，也就是人們誤稱的「科學診斷」。大自然本身就是傳授一流學問的導師，她藉由一個方法──斷食──來治癒各種可以痊癒的疾病。光是如此，就能證明大自然眼中只有一種

疾病，而最大的因素就在所有人的體內，也就是廢棄物、外來物質與黏液（不包括尿酸與其他毒血症，以及組織分解後常見的膿液）。

為了了解人體阻塞的情況有多嚴重，必須親眼見證過數以千計的斷食者——就如我的所見一樣。

最令人無法置信的事實是：

這麼大量的廢棄物如何能積存在人體內？你曾靜下來了解過感冒時所吐出的痰是什麼嗎？其實正如你所想，你的支氣管、肺、胃、腎與膀胱等地方，樣貌都相同，處境也都一樣，而如海綿般的器官，例如舌頭，就會在表面表現出你體內其他部分所呈現的樣貌。

醫學為我們帶來實驗室檢驗、尿液診斷與血液檢查的「特別科學」。超過五年前，最卓越的自然療法先驅說過：「所有疾病都是外來物質——也就是廢棄物。」我在二十年前說過，而且不斷重複地表達，大多數外來物質都是來自錯誤食物分解後的廢棄物——也就是留在體內的黏液。肉類腐爛後甚至會成為膿液。

我在治療腎炎時違背自然療法醫師的意思而採行斷食後，瞥見的真相有如黎明般的曙光；當試管內滿是白蛋白時，我透過醫師的表情窺見他的想法。但我證實了，只

要是大自然所排掉的——捨棄的——就是廢棄物；無論是白蛋白、糖分、礦物鹽或尿酸都一樣。

這件事是發生在二十多年以前，但這位自然療法醫師（前醫學博士）仍然認為應該要以高蛋白食物補充體內的白蛋白。

當尿液的化學檢驗顯示出高百分比的白蛋白濃度時，腎炎的醫學診斷就跟其他診斷方法一樣誤導了我們。身體將白蛋白排出，就代表身體不需要，而且已經攝取過量了——過度滿載了高蛋白食物，但人們非但不減少攝取這些製造毒素的食物，反而還因此增加攝取量——為了補充「流失」的白蛋白——直至患者死亡為止。當大自然正努力排掉白蛋白，想救你一命時，你卻不停地補充廢棄物，真是悲劇啊！

錯誤飲食讓糖尿病更嚴重

接下來要提到的重要實驗室檢驗，就是針對尿液中的糖分——糖尿病，醫學字典稱之為「神祕的」疾病。糖尿病患者不攝取天然且會進入血液中被加以利用的糖分，

反而不停吃著蛋、肉與培根等，實際上卻因為不准吃天然的含糖與產糖食物而餓死。

早在許久以前，這些血液檢驗，尤其是瓦瑟曼檢驗（Wassermann test），都經證實是種謬論。身為自然療法醫師，我們無論如何都不能忽視大自然所教導的，即使在拋棄從小灌輸的老舊謬誤時可能遭遇重重困難也一樣。

誤導人們最嚴重的謬誤，就是將所有疾病分別給予不同名稱。在展開天然療法時——尤其是採行斷食與飲食療法時，什麼疾病叫什麼名字既不重要也毫無價值。

如果所有疾病都是透過外來物質所導致——事實也確實如此，那唯一最重要且必要的事情，就是了解患者體內的廢棄物質存量有多少、患者的體內受外來物質所阻塞的程度與堆積量，以及患者的活力下降的程度，還有，若是患有肺結核或癌症時，患者體內的組織是否有腐敗現象（產生膿液與病菌）。

我聽過數以百計的案例跟我說，他們找的所有醫師都提供不同的診斷方法，也都對身上的毛病說出不同的病名。我都用這句話嚇他們一跳：「我知道你們的毛病到底是什麼，透過臉部診斷就知道，而且你們也會在幾天內從『魔鏡』裡頭親眼見證。」

透過實驗親身診斷

正如我在本文開頭所提過，你必須進行斷食二至三日。如果是較肥胖之人，應該要使用一些液體。舌頭表面會清楚浮現出身體內部的樣子，而患者呼出的氣息代表了腐敗物的存量與程度，甚至還能得知患者們最愛吃什麼食物呢！

若斷食初期在任何部位覺得疼痛，你就能確定這就是弱點所在——而且是在症狀還未發展至足以使傳統醫師透過檢查發現問題的程度時。

廢棄物會出現在尿液中，呈現出一團團的黏液，而且黏液也會由鼻子、喉嚨與肺部排出。當患者在斷食過程中感覺愈虛弱、愈難過，代表體內的阻礙物質愈多，患者的生命力也愈低落。

這種實驗性的診斷能確切告訴你問題何在，以及該如何透過溫和的過渡期飲食（或者是稍微劇烈一點的過渡期飲食）來解決問題，也能告訴你是否該繼續或是中止斷食療法。

健康 Smile 42